முதற்கால்
டாக்டர் இல. மகாதேவன் நேர்காணல்

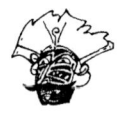

முதற்கால்

டாக்டர் இல. மகாதேவன் நேர்காணல்

நேர்கண்டவர்

சுனில் கிருஷ்ணன் (பி. 1986)

6.4.1986இல் பிறந்த சுனில் கிருஷ்ணன் ஓர் எழுத்தாளர். காரைக்குடியில் வசிக்கிறார். ஆயுர்வேதத்தில் இளநிலை பட்டம்பெற்ற தொழில்முறை ஆயுர்வேத மருத்துவர். 'அம்புப் படுக்கை' எனும் முதல் சிறுகதைத் தொகுப்பிற்காக 2018ஆம் ஆண்டுக்கான சாகித்திய அகாதமி யுவ புரஸ்கார் விருது பெற்றார். காந்தி, காந்தியத்தையும் காந்தியர்களையும் முன்னெடுக்கும் *www.gandhitodaytamil.com* எனும் இணைய இதழின் ஆசிரியர். இதுவரை 'அம்புப் படுக்கை', 'விஷக் கிணறு' ஆகிய சிறுகதைத் தொகுப்புகளும், 'நீலகண்டம்' எனும் நாவலும், 'அன்புள்ள புல்புல்' எனும் காந்தியக் கட்டுரைத் தொகுப்பும், 'வளரொளி' எனும் நேர்காணல் – விமர்சனத் தொகுப்பும் வெளியாகியுள்ளன. சுரேஷ்குமார இந்திரஜித்தின் தேர்ந்தெடுத்த சிறுகதைகளைக் கொண்ட 'பின்நவீனத்துவவாதியின் மனைவி' தொகுப்பைத் தொகுத்துள்ளார். மொழியாக்கங்களும் செய்துவருகிறார். புனைவு, காந்தி, ஆயுர்வேதம், இலக்கிய விமர்சனம், மொழிபெயர்ப்பு எனத் தொடர்ந்து இயங்கிவருகிறார். மனைவி மானசாவும் ஆயுர்வேத மருத்துவர். சுதீர் சந்திரன், சபர்மதி என இரண்டு குழந்தைகள். தந்தை டாக்டர் ராமசந்திரன், அரசு சித்த மருத்துவராகப் பணியாற்றியவர்.

தொடர்புக்கு: 09994408908

மின்னஞ்சல்: drsuneelkrishnan@gmail.com

அன்பார்ந்த வாசகருக்கு,

வணக்கம்.

காலச்சுவடு நூலை வாங்கியமைக்கு நன்றி.

நூலின் உள்ளடக்கம், உருவாக்கம், அட்டைப்படம் இன்ன பிற அம்சங்கள் பற்றிய உங்கள் கருத்துகளையும் ஆலோசனைகளையும் காலச்சுவடு வரவேற்கிறது. தகவல், எழுத்து, வாக்கியப் பிழைகள் தென்பட்டால் அவசியம் தெரிவித்து உதவுங்கள். நூல் தயாரிப்பில் கடும் குறைபாடு இருப்பின் மாற்றுப் பிரதி உங்களுக்குக் கிடைக்கக் காலச்சுவடு ஏற்பாடு செய்யும்.

மின்னஞ்சல்: publisher@kalachuvadu.com

காலச்சுவடு நாகர்கோவில் அலுவலகத்திற்குக் கடிதம் அனுப்பலாம்.

தங்கள்
எஸ்.ஆர். சுந்தரம் (கண்ணன்)
பதிப்பாளர் — நிர்வாக இயக்குநர்

Unauthorised use of the contents of this published book, whether in e-book or hardcopy format, for any type of Artificial Intelligence (AI) training — including but not limited to Machine Learning, Deep Learning, Natural Language Processing, Computer Vision, Chatbot Training, Image Recognition Systems, Recommendation Engines, and Language Models — is strictly prohibited without prior licensing from the publisher. Any such unauthorised use may result in legal action.

முதற்கால்

டாக்டர் இல. மகாதேவன் நேர்காணல்

நேர்கண்டவர்
சுனில் கிருஷ்ணன்

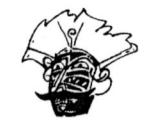

காலச்சுவடு பதிப்பகம்

முதற்கால் டாக்டர் இல. மகாதேவன் நேர்காணல் ♦ மருத்துவம் ♦ © டாக்டர் சாரதா மகாதேவன், சுனில் கிருஷ்ணன் ♦ முதல் பதிப்பு: டிசம்பர் 2021, மூன்றாம் பதிப்பு: ஜூன் 2025 ♦ வெளியீடு: காலச்சுவடு பப்ளிகேஷன்ஸ் (பி) லிட்., 669, கே.பி. சாலை, நாகர்கோவில் 629001

mutaRkaal TaakTar el. makaateevan neerkaaNal ♦ Medicine ♦ © Saradha Mahadevan, Suneel Krishnan ♦ Language:Tamil ♦ First Edition: December 2021, Third Edition: June 2025 ♦ Size: Demy 1 x 8 ♦ Paper: 18.6 kg maplitho ♦ Pages: 88

Published by Kalachuvadu Publications Pvt. Ltd., 669, K.P. Road, Nagercoil 629001, India ♦ Phone: 91-4652-278525 ♦ e-mail: publications @kalachuvadu.com ♦ Printed at: Adyar Students xerox Pvt. Ltd., No. 275 Habibullah Road, Triplicane high Road, Opp Triplicane Post Office, Triplicane, Chennai 600005

ISBN: 978-93-5523-035-5

06/2025/S.No.1042, kcp 5846, 18.6 (3) uss

நினைவுகளாக வாழும் என் தந்தை,
அரிமளம் டாக்டர் ராமச்சந்திரனுக்கு...

பொருளடக்கம்

அணிந்துரை	11
முன்னுரை	17
பிஷக் உத்தமன்	21
நேர்காணல்	31

அணிந்துரை

மருத்துவத் துறைக்கு நான்கு தூண்கள் மிகமிகத் தேவை. அவற்றில் மிக முக்கியமான, முதன்மையான தூண் மருத்துவரே. இதனைக் கூறும் ஐயன் திருவள்ளுவர்,

> உற்றவன் தீர்ப்பான் மருந்துழைச் செல்வானென்று
> அப்பால் நாற் கூற்றே மருந்து
>
> (குறள் 950)

என்கிறார். நோயைத் தீர்க்கும் மருத்துவரை 'முதற்கால்' எனக் குறிப்பிடும் ஆசிரியர், இந்நூலுக்கும் 'முதற்கால்' என்றே பெயரிட்டுள்ளார்.

ஐம்பத்திரண்டு வினாக்கள் மூலம் மிகப் பெரிய ஆழ்கடலை நம் கண்முன் கொண்டுவந்து நிறுத்துகிறார் சுனில் கிருஷ்ணன்.

ஆயுர்வேத மருத்துவ உலகில் தனக்கென்று தனி இடத்தைப் பெற்றுள்ள மருத்துவர் இல. மகாதேவன் அவர்களின் வாழ்க்கையையும், வளர்ந்த சூழலையும், தெரிசனங்கோப்பு என்ற சிறிய கிராமத்தை உலகமே கவனிக்கும் வகையில் அடித்தளம் அமைத்த அவரது தாத்தா வைத்திய மாமணி பெருமைமிகு மகாதேவ ஐயரையும், ஆயுர்வேத மருத்துவத்தின் அடிநாதமாக விளங்குகின்ற வாதம், பித்தம், கபம் என்ற திரிதோஷமாகிய முக்குற்றங்களையும் மருத்துவர் இல. மகாதேவன் அவர்கள் தெளிந்து, புரிந்துகொண்ட ஞானத்தையும் பல்வேறு வினாக்களின் மூலம் விடைபெற்று நமக்குத் தருகிறார் ஆசிரியர்.

ஆயுர்வேதத்திற்கும் ஆங்கில மருத்துவத்திற்கும் உரிய தொடர்பு, ஆயுர்வேதமும் சித்த மருத்துவமும் பற்றிய ஒப்பீடு, ஆயுர்வேதமும் இசையும், ஆயுர்வேதமும் ஜோதிடமும், ஆயுர்வேதமும் மணிகளும், ஆயுர்வேதமும் நிறங்களும் என்று ஆயுர்வேத மருத்துவத்தை ஒப்பீட்டுடன் உணர்த்தும் விதம் ஏற்றம் தருகின்றது.

> குணம்நாடிக் குற்றமும் நாடி அவற்றுள்
> மிகைநாடி மிக்க கொளல். (குறள் 504)

என்பதற்கேற்ப, ஆயுர்வேதத்தைத் தவிர வேறு எந்த மருத்துவமும் உயர்ந்தது அல்ல என்று மருத்துவர் இல. மகாதேவன் வாதாடவில்லை. மாறாக நவீன மருத்துவத்தையும் சித்த மருத்துவத்தையும் அவர் கற்ற காரணத்தால், ஒவ்வொன்றிலும் உள்ள நல்ல கூறுகளை அவரால் விளக்க முடிகிறது.

இன்றைய உலகில் இப்படி மூன்று மருத்துவத்தையும் ஒருசேரக் கற்றவர்களைக் காண்பது அரிதிலும் அரிதாகும்.

மருத்துவம் மட்டுமல்ல, மருத்துவர் இல. மகாதேவனின் ஆன்மிகத் தேடலும் அதன்மூலம் அவர் பெற்ற ஞானமும் விளக்கப்பட்டுள்ளன.

ஆயுர்வேதம் நோய்க்கு மருந்து கூறும் வெற்றுப் படிப்பல்ல. அது உடலுக்கும் மனத்துக்கும் அறிவுக்கும் ஆன்மாவுக்கும் உணர்தலையும் புரிதலையும் உருவாக்கும் 'ஞானத்தின் தரிசனம்' என்கிறார் மருத்துவர் இல. மகாதேவன்.

ஆயுர்வேத முன்னோடிகளான சரகரையும் சுசுருதரையும் வாக்படரையும் படித்து, அவர்களின் சூத்திரங்களை மனப்பாடம் செய்துவிட்டு, நோய்க்குரிய மருந்துகளைக் கொடுப்பதால் மட்டும் ஆயுர்வேதம் வளர முடியாது எனச் சொல்லும் மருத்துவர் இல. மகாதேவன், அவற்றோடு காலத்திற்கேற்ற நவீன மருத்துவ முறைகளையும் ஏற்றுக்கொள்ளும் மனப் பக்குவம் வேண்டும் என்கிறார்.

மருத்துவத்தை அறிந்துகொள்வது முதல் நிலை. புரிந்துகொள்வது அதன் வளர்ச்சி. உணர்ந்துகொள்ளுதல் அதற்கும் மேம்பட்ட நிலை ஆகும். மருத்துவக் கல்வியைப் பொறுத்தவரை நாம் முதல் நிலையோடு நின்றுவிடுகிறோம். புரிந்துகொள்ளுதலும் உணர்ந்துகொள்ளுதலும் அதனுடைய வளர்நிலைகள். இந்நூலில், இம்மூன்றிலும் தான் பெற்ற அனுபவத்தை மருத்துவர் விளக்கியிருப்பது மிக உன்னத நிலை ஆகும்.

வாதம், பித்தம், கபம் ஆகியவற்றை மூன்று தோஷங்களாக மட்டும் அவர் பார்க்கவில்லை. அதனை அறிவுபூர்வமாகவும் உணர்வுபூர்வமாகவும் அவர் பார்க்கும் பார்வை மற்ற மருத்துவர்களின் பார்வையிலிருந்து மிகவும் மாறுபட்டது ஆகும்.

நோக்குமிடமெல்லாம் நாமன்றி வேறில்லை
நோக்க நோக்கக் களியாட்டம்!

என மகாகவி சுப்பிரமணிய பாரதியார் அனுபவித்ததைப்போல 'திரிதோஷத்தை'த் தானும் அனுபவிக்கிறார் மருத்துவர்.

எல்லாவற்றுக்கும் ஆன்மா உண்டு. அந்த ஆன்மாவை நாம் அடையாளம் கண்டுவிட்டால் எல்லாமும் நம் வசப்படும்.

இன்று உலகம் முழுதும் மருத்துவர் இல. மகாதேவன் உரைகளையும் அவரது ஆயுர்வேத வகுப்புகளையும் உன்னிப்பாகக் கவனிக்கத் தொடங்கிவிட்டனர். ஆயுர்வேதத்தில் அவர் ஒரு 'மகாதேவ'மாகப் பிரகாசிக்கிறார். ஏனென்றால் அவர் அதன் ஆன்மாவை அறிகிறார்.

அவரது குருநாதராகிய மகாமேதை மருத்துவர் வைத்திய நாதனும் ஞானக் குருவாகிய ஞானானந்தா சுவாமிகளும் அவருக்குத் திரிதோஷ மெய் ஞானத்தை உணர்த்தியுள்ளனர்.

தான் பெற்று, உணர்ந்த அனுபவங்களை மறைபொருளாக்காமல் அவர் வாரிவாரி வழங்கிக்கொண்டிருக்கிறார்.

வானாகி, மண்ணாகி, வளியாகி, நீராகி, நெருப்பாக விரிந்திருக்கும் பஞ்சபூதங்களையும், அவற்றின் உணர்வாகத் திகழும் சுவை, ஒளி, ஊறு, ஓசை, நாற்றம் எனும் ஐந்து கூறுகளையும் வாத, பித்த, கபத்தோடு இணைத்துப் பொருத்தி விளக்குவதில் அவர் வல்லவர்.

நமது உடல், உடல் மட்டும்தானா? உடலுக்குள்ளே பிராணன் உண்டு.

பிராணன் மட்டும்தானா? மனமும் உண்டு.

மனம் மட்டும்தானா? அறிவும் உண்டு.

எனவே ஒரு மருத்துவர் உடலுக்கு மட்டுமல்ல, பிராணனுக்கும் மனத்துக்கும் அறிவுக்கும், அறிவுக்கு அப்பால் ஆன்மாவிற்கும் மருத்துவம் செய்ய வேண்டும்.

ஆயுர்வேதம் இந்த ஐந்துவகையான மருத்துவத்தையும் செய்கிறது. வாதம், பித்தம், கபம் ஆகியன உடலுக்கு மட்டு மல்ல; அது நம் பிராணனுக்கும் உண்டு; மனத்துக்கும் உண்டு; அறிவுக்கும் உண்டு; ஆன்மாவுக்கும் உண்டு என்கிறார் மருத்துவர் மகாதேவன்.

ஆயுர்வேதம், புத்தகப் படிப்பு மட்டும் அன்று; அது மத்தக ஞானக் கல்வி. இறைவன் உணர்த்துவான். அதை உணரும் மெய்ஞ்ஞானமே ஆயுர்வேதம் என்று உணர்ந்தவர் இவர்.

"எப்படி சங்கீதத்தில் ஸ்வரங்கள் முக்கியமோ, அப்படி ஆயுர்வேதத்தில் குணங்கள் முக்கியம். ஆயுர்வேதமே ஒரு கணக்குத்தான்!" என ஒரு வினாவிற்கு விடை தரும்போது அவர் சுட்டிக்காட்டியிருப்பது மிகவும் பொருள் பொதிந்தது ஆகும்.

வாதம், பித்தம், கபம் ஆகியவற்றின் குணங்களையும் குணத்திற்குள்ளேயே அடங்கிக் கிடக்கும் விதம்விதமான குணங்களையும் உணர்ந்து, மாலைக்குப் பூ தொடுப்பதுபோல குணம் போடத் தெரிய வேண்டும் என அவர் சுட்டிக்காட்டும் போது ஆயுர்வேதத்தின் புதிய பரிமாணம் பளிச்சிடுகின்றது.

"ஆயுர்வேதத்தில் இலட்சக்கணக்கான கணக்குகள் உள்ளன. இதைத் திரிதோஷ கணிதம் என்கிறோம். இது கஷ்டமான பல்லவிக்கு மிருதங்கம் வாசிக்கிற மாதிரி" எனச் சொல்லுமிடம் மிகவும் நுட்பமானது.

ஆயுர்வேத மருத்துவத்தில் அறுவைசிகிச்சை செய்ய அரசு அனுமதித்துள்ளதே என்ற வினாவிற்கு விடைதரும்போது உண்மைநிலையை அப்படியே படம் பிடிக்கின்றார். எப்படி?

"வாத பித்த கபங்களே நமக்குத் தள்ளாட்டத்தில் உள்ளன. பஞ்ச மகா பூதத் தத்துவம் தெரியவில்லை. மூலிகைகளை அடையாளம் காணத் தெரியவில்லை. மருந்து செய்யத் தெரியவில்லை. சமஸ்கிருத ஸ்லோகங்களைச் சொல்லத் தெரியவில்லை" என உரைக்கும் இடம் சிந்தனைக்குரியது.

ஒரு மருத்துவன் என்ன செய்ய வேண்டும் என்று சரகர் கூறுவதைச் சுட்டிக்காட்டும் மருத்துவர் இல. மகாதேவன் அதுபோன்று நாம் செய்ய முற்படுகின்றோமா என்றும் நம்மைக் கேட்கிறார். எப்படி?

"நீ முயன்றுகொண்டே இரு. இறக்கும்வரை மருந்து கொடுத்துக்கொண்டே இரு. நோய் குணமாகிறதோ இல்லையோ அதைப் பற்றி உனக்கு என்ன கவலை? நீ மருந்தைக் கொடு, அதுதானே உன்னுடைய சுதர்மம். ஒரு மருந்தைக் கொடு. அது கேட்கவில்லையா? அடுத்ததைக் கொடு. அதுவும் கேட்கவில்லையா? அதற்கு அடுத்ததைக் கொடு!"

எனவே மருத்துவனின் கடமை மருந்து கொடுப்பதுதான். அதைச் சரியாகச் செய்ய வேண்டும் எனச் சுட்டிக் காட்டுகிறார்.

ஒரு வினாவிற்கு விடைதரும்போது இறைசார் சிகிச்சை மிக முக்கியமானது என்கிறார்.

கன்னியாகுமரி மாவட்டத்தின் மருத்துவ முறைகளையும் வர்மம், நாடி பார்ப்பதுபோன்ற தனது அணுகுமுறைகளையும் சொல்லிச் செல்கிறார்.

மொத்தத்தில் இந்நூல் முழுவதும் திரிதோஷ மெய்ஞ்ஞானத்தின் சாரமாகவே திகழ்கிறது!

நல்ல வினாக்கள், அனுபவப்பூர்வமான பதில்கள். ஆழ்கடல் போன்ற ஆர்ப்பாட்டமில்லாத அமைதியான நடை. எளிதில் புரிந்துகொள்ளும்வகையில் அமைந்த பதில்கள் என ஒரு வாழ்க்கை வரலாறாக, ஆயுர்வேத ஞானத்தின் அடிப்படைக் கையேடாக, ஞானத் தேடலின் அனுபவ மலர்களாக இந்நூல் மணம் கமழ்கின்றது!

உள்ளதை உள்ளபடி உரைக்கும் உரைகல்லாக ஒளி வீசுகின்ற நல்ல நூல் இது.

நாகர்கோவில்
05.08.2021

கீழப்பாவூர் **ஆ. சண்முகையா**
நிகழ்ச்சித் தலைவர் (ப.நி)
அகில இந்திய வானொலி

முன்னுரை

2019ஆம் ஆண்டு செப்டம்பர் 27 அன்று இந்நேர்காணல் டாக்டர் இல. மகாதேவன் வசிக்கும் தெரிசனங்கோப்பில் எடுக்கப்பட்டது. காலை ஐந்து மணிக்கு அவர் வீட்டைச் சென்றடைந்தபோது வாசித்துக்கொண்டிருந்தார். ஆறேழு மாதங்கள் முயன்று பெற்ற தேதி. அவர் அழைக்கும் நேரத்திற்கு என்னால் செல்ல முடியாத சூழல். வார இறுதிகளில் அவருக்கு ஓய்வோ விடுப்போ இல்லை. ஒருவழியாக இந்தத் தேதி முடிவானது. முறையான நேர்காணலுக்கு முன்னும் பின்னுமாய் நிறைய உரையாடினோம். காலை உணவுக்குப் பிறகு மாலை 3.30வரை இடைவெளி விட்டு மொத்தம் ஐந்துமணிநேர உரையாடல் பதிவு செய்யப்பட்டது. நேர்காணல் இறுதி வடிவம் பெறுவதற்கு முன், காலமாற்றத்தைக் கருத்தில் கொண்டு மேலும் சில கேள்விகளை அனுப்பிப் பதில் பெற்று நேர்காணலை விரிவாக்கினேன். மகாதேவன் அவர்களுடன் காரில் பயணித்த படியும் அவருடன் உள்நோயாளிகள் பிரிவில் அமர்ந்தபடியும் உரையாடினேன். ஏறத்தாழ ஒருமணிநேர உரையாடல் தொழில் நுட்பப் பிழையால் பதிவாகாமல் போனது; இருவரையுமே அது சோர்வடையச் செய்தது. எனினும் அதே கேள்விகளை மீண்டும் கேட்டுப் பதில்களைப் பெற்றுக்கொண்டேன். ஒலிப்பதிவை அச்சு வடிவத்தில் ஆக்குவதே நேர்காணலில் ஆகக் கடினமான வேலை. படைப்பூக்கமிக்க எழுத்தாளர் களுக்கு அயர்ச்சியூட்டும் பணியும்கூட. அந்தப் பணியை மகாதேவன் அவர்களின் செயலர் சஜுவும் சாரதா ஆயுர்வேத மருத்துவமனையின்

இளம் மருத்துவர்களும் சிறப்பாகச் செய்துகொடுத்தார்கள். அவர்களுக்கு மனமார்ந்த நன்றி. முக்கியமாக சஜுவையே அடிக்கடி தொடர்புகொள்ளவும் தொந்தரவுசெய்யவும் வேண்டியிருந்தது. இந்த நேர்காணலை நூலாகக் கொண்டுவரும் யோசனையை அளித்தவர் காலச்சுவடு பதிப்பாளர் கண்ணன். அவருக்கும் புத்தக வடிவமைப்புக்கும் பிழைதிருத்தத்திற்கும் பொறுப்பேற்ற காலச்சுவடு நண்பர்களுக்கு நன்றி. நேர்காணலுக்கான கேள்விகளைத் தயார்செய்ய உதவிய என் மனைவி டாக்டர் மானசாவிற்கும் நன்றி. டாக்டர் மகாதேவன் கோரிக்கையின் பெயரில் நூலுக்குத் தெளிவான அணிந்துரை அளித்துள்ள கீழப்பாவூர் ஆ. சண்முகையா அவர்களுக்கும் நன்றி. நேர்காணல் அச்சாகும் முன்னர் வாசித்துக் கருத்துக்களைச் சொன்ன நவீன மருத்துவர் டாக்டர் மாரி ராஜ், யோக ஆசிரியர் சவுந்தர், நண்பர் சுபஸ்ரீ ஆகியோருக்கும் நன்றி. நூலை வாசித்துப் பொருத்தமான பின்னட்டைக்குறிப்பு அளித்த எழுத்தாளர் அரவிந்தனுக்கு நன்றி.

ஏன் மகாதேவன் முக்கியமானவர்? ஏறத்தாழ எட்டு ஆண்டுகளுக்கும் முன் *சொல்வனம்* இணைய இதழில் அவர் குறித்து 'பிஷக் உத்தமன்' எனும் தலைப்பில் ஒரு கட்டுரை எழுதினேன். அந்தக் கட்டுரையைச் சில திருத்தங்களுடன் இந்த நூலுக்கான அறிமுகமாகப் பயன்படுத்திக்கொள்கிறேன். இத்தனை ஆண்டுகளில் ஆயுர்வேத உலகத்திலும், தனியாக எனது ஆயுர்வேத மருத்துவச் செயல்பாடுகளிலும் அவருடைய தாக்கம் பெருகியுள்ளதே தவிர குறையவில்லை. அன்றும் இன்றும் அவரை என் ஆசிரியராகவே கருதுகிறேன். ஒரு தனிமனிதர் எப்போது இயக்கமாகிறார்? தனது சுற்றத்தையும் சமகாலத்தையும் கடந்து தலைமுறைகளைத் தொட்டு அவர்களுடைய வாழ்வை நேரடியாகவோ மறைமுகமாகவோ மாற்றியமைக்கும் ஆற்றல் பெறும்போது தனிமனிதர் இயக்கமாக ஆகிவிட்டதாகக் கொள்ளலாம். டாக்டர் மகாதேவன், இந்திய அளவில் உள்ள ஆயுர்வேத மருத்துவர்களைப் பொருத்தவரை அந்நிலையை அடைந்துவிட்டார். நான் எப்போதும் என்னை அவரது பள்ளியைச் சேர்ந்த வைத்தியனாகவே கருதிவருகிறேன். இந்த நேர்காணல் ஆயுர்வேதத்திலும் இந்திய மருத்துவ முறைகளிலும் ஆர்வம் உள்ளவர்களுக்கு மட்டுமின்றிச் சாமானிய மக்களுக்கும் பயனுள்ளதாக இருக்கும் வகையிலேயே தொகுக்கப்பட்டுள்ளது. இயன்றவரை சமஸ்க்ருதச் சொற்களுக்குத் தமிழில் பொருள் அளிக்க முயன்றிருக்கிறேன். ஆங்கில மருத்துவக் கலைச் சொற்களுக்கு விளக்கம் கொடுக்க முயன்றிருக்கிறேன். அவருடைய மாணவனாக இந்த நேர்காணல் மிகுந்த நிறைவை அளித்தது.

நேர்காணல் இரண்டு தன்மைகளைக் கொண்டுள்ளதைக் கவனிக்கிறேன். ஒருபக்கம் ஆயுர்வேதத்தின் தற்காலச் சவால்கள், போக்குகள், நவீன மருத்துவத்திற்கும் அறிவியலிற்கும் அதற்குமான உறவு என வரலாற்று நோக்கில் ஆயுர்வேதத்தை அணுகுகிறது. ஆன்மிகத்தையும் மதத்தையும் நீக்கிவிட்டு அவை சாராத அறிவியல் துறையாக நவீன காலகட்டத்தில் ஆயுர்வேதத்தை நிலைநிறுத்தும் முயற்சியை முக்கியமான முன்னெடுப்பாகப் பார்க்கிறேன். ஆனால் இந்த மாற்றத்தினால் ஏற்பட்ட சிக்கல்களையும் இழப்புகளையும் சேர்த்தே மதிப்பிட வேண்டும் என்று மகாதேவனின் நேர்காணல் உணர்த்து கிறது. இதற்கான தீர்வு குறித்த உரையாடலையும் இந்நூல் தொடங்கிவைக்கும் என நம்புகிறேன். நவீன மருத்துவத்துடன் ஒருங்கிணைவதின் சாத்தியக்கூறுகள், அதிலுள்ள அறச்சிக்கல்கள், அதிகாரப் போட்டிகள் எனப் பலவற்றைக் குறித்து இந்நேர்காணல் நல்ல விவாதங்களை ஏற்படுத்தும்.

மறுபக்கம் மகாதேவன் எனும் தனிமனிதரின் பயணம். தத்தளிப்புகளின் ஊடாக அவரடைந்த ஆன்மிகப் பயணம் எனக்கு மிக முக்கியமானது. அவ்வகையில் அவர் முழு ஆயுர்வேத வைத்தியராகத் தனது இலக்கை அடையும் பயணத்தில் உள்ளார். இவ்விரண்டு தன்மைகளும் இணைந்தே நேர்காணலில் வெளிப்படுகின்றன. இந்த நூல் அவர் ஆயுர்வேதச் சமூகத்திற்கு அளித்தவற்றுக்கான சிறிய செய்நன்றியும்கூட. இந்த நூலுக்கு ‘முதற்கால்’ எனத் தலைப்பிட்டுள்ளேன். வெற்றிகரமான சிகிச்சைக்கு மருத்துவர், மருந்து, நோயாளி, பரிசாரகர் (இன்றைய நோக்கில் செவிலி எனச் சொல்லலாம். நோயாளியைக் கவனித்துக்கொள்பவர் எனப் பொருள்) என நான்கு பாதங்கள் முழுமையாக அதனதன் இயல்புகளுடன் இருக்க வேண்டும் எனச் சொல்கிறது ஆயுர்வேதம். அதில் முதலாவதும் மிக முக்கியமானதுமான பாதம் மருத்துவர். அதைக் குறிக்கும் வகையிலேயே இத்தலைப்பு சூட்டப்பட்டுள்ளது.

இந்த நூலை என் தந்தை காலஞ்சென்ற மருத்துவர் ராமச்சந்திரனுக்குக் காணிக்கையாக்குகிறேன். தன் குறுகிய வாழ்நாளில் மக்கள் மருத்துவர் எனப் பெயரெடுத்தவர். நினைவு களாகவும் கதைகளாகவும் காலந்தோறும் அவர் பெருகுவதைக் காண்கிறேன். அவரேந்திய சுடர் அணையாமல் இருக்கட்டும்.

10-5-21 **சுனில் கிருஷ்ணன்**
காரைக்குடி

பிஷக் உத்தமன்
[மருத்துவர்களில் தேர்ந்தவன்]

யோகமாசாம் து யோ வித்யாத் தேஷ கால
உபபாதிதம்
புருஷம் புருஷம் வீக்ஷ்ய ச ஞேயோ பிஷகுத்தமஹ

– சரக சம்ஹிதை, சூத்திர ஸ்தானம்

எவரொருவர் கால தேச வர்த்தமானங்களைத் துல்லியமாக அறிந்து, அதற்கேற்ப ஒவ்வொரு நோயையும் பகுத்தறிந்து, ஒவ்வொரு மனிதருக்குமான தனித்துவமான சிகிச்சை முறைகளை உணர்ந்து மருத்துவம் செய்கிறாரோ அவரே சிறந்த மருத்துவன் (பிஷக் உத்தமன்).

"ஆயுர்வேதமே ஒரு க்வாக்கரின்னுகூட அப்பப்ப எனக்கு தோணுறதுண்டு." தமிழகத்தின் முதன்மை ஆயுர்வேத மருத்துவர்களில் ஒருவர் அப்படிச் சொல்வார் என்று நான் எதிர்பார்க்கவில்லை. தொழில், எதிர்காலம் குறித்து நிச்சயமற்ற குழப்பங்களுடன் திரிந்த அந்த நாட்களில், எனக்குத் தேவைப்பட்ட நம்பிக்கையை யாசித்துச் சென்றிருந்தேன். அவர் எதுவும் விளையாடுகிறாரா? அல்லது ஆழத்தை நோட்டம்விடுகிறாரா? என்னால் பிரித்தறிய முடியவில்லை. தயங்கித் தயங்கிச் சொன்னேன், "சார், எனக்கு மருத்துவமே அப்படித்தான்னுதான் கொஞ்ச காலமா தோணுது". அவருக்கே உரிய அதிர்வேட்டுச் சிரிப்பொன்று பதிலாகக் கிடைத்தது.

ஏறத்தாழ பத்தாண்டுகள் கழிந்துவிட்டன, நான் ஆயுர்வேத மருத்துவர் மகாதேவனை

அவருடைய தெரிசனங்கோப்பு மருத்துவமனையில் சந்தித்து. அதற்கு முன்பும் பலமுறை அவரைப் பார்த்திருக்கிறேன். ஒரு சில வார்த்தைகள் பேசியிருக்கிறேன். அந்தச் சந்திப்புக்குப் பின் நண்பர் ஒருவர் அவரிடம் சிகிச்சை எடுத்துக்கொண்டபோது நண்பரைச் சந்திக்க சென்ற வகையில் அவரையும் சந்தித்தேன். பின்னர் அவருடைய தாத்தாவின் நூற்றாண்டு விழாவை யொட்டி நிகழ்ந்த கருத்தரங்கில் பார்வையாளராகப் பங்குகொண்டேன். இந்த நேர்காணலுக்கான யோசனையை அப்போது அதே கருத்தரங்கிற்கு வந்திருந்த கண்ணன் என்னிடம் முன்வைத்தார். அவருடைய உரைகளை நேரிலும் இணையத்திலும் பலமுறை கேட்டிருக்கிறேன். ஒருமுறை தனிப்பட்ட முறையில் அறிமுகப்படுத்திக்கொண்டு ஒரு நாள் முழுவதும் அவருடைய சென்னை மருத்துவமனையில் சக மாணவர்களுடன் சேர்ந்து உதவியிருக்கிறேன்.

"தம்பி, மகாதேவன் சார பாக்கணும்னு சொன்னியே, வர்றியா?" என்று எனது கல்லூரி சீனியர் என்னை அழைத்த போது எனக்கு ஏற்பட்ட பதற்றம் நன்றாகவே நினைவிருக்கிறது. எனக்கிருக்கும் அறியாமையை உணர்ந்த பயம். எனது கல்லூரி சீனியரும் அவரது நான்கைந்து நண்பர்களும் தெரிசனங்கோப்பிலுள்ள அவருடைய மருத்துவமனையில் சில காலம் தங்கிப் பயிற்சி எடுத்தவர்கள்.

கல்லூரியில் எங்களுக்குக் கற்பித்த வெகு சில ஆசிரியர்களைத் தவிர பிறருக்கு ஆயுர்வேதத்தில் அத்தனை நம்பிக்கை இருந்ததில்லை. இந்தச் சூழலில் மாணவர்கள் சிலர் ஆண்டு விடுமுறைகளில் அங்கு சென்றுவந்து கதை கதையாக மகாதேவனைப்பற்றியும் அவர் குணப்படுத்திய நோயாளிகளைப் பற்றியும் அவர்களுக்குச் செய்த சிகிச்சைகளைப் பற்றியும் சொல்வதைக் கேட்க எங்களுக்கெல்லாம் சற்று வியப்பாகத்தான் இருக்கும். அதே வேளையில் அவருக்கே உரிய சில சுபாவமான மிகை நடத்தைகளைப் பற்றியும் மாணவர்களிடமும் இளம் மருத்துவர்களிடமும் அவர் காட்டும் கண்டிப்பைப் பற்றியும் அவர்கள் சொல்வதைக் கேட்கும்போது, சற்றுத் தொலைவில் நம்மை இருத்தி வைத்துக்கொள்வதுதான் நல்லது என்றும் தோன்றும்.

அச்சங்கள் இருப்பினும், மயிலாப்பூரில் இருந்த அவரது மருத்துவமனைக்குச் சென்றேன். பத்துப் பதினைந்து மாணவர்களும் இளம் மருத்துவர்களும் அங்குமிங்கும் பரபரப்பாக ஓடிக்கொண்டிருந்தார்கள். "நோயாளியைப் பார்த்துக்கொண்டிருக்கிறார், ஏதேனும் ஒரு இடைவெளி கிடைக்கும்போது அறிமுகம் செய்கிறோம், அமைதியாக இரு," என்று சொன்னார்கள். பொதுவாகவே அவருக்கு இன்றைய ஆயுர்வேத மருத்துவக் கல்லூரியில் பயிலும் மாணவர்கள் மீது பெருத்த நம்பிக்கை இருந்ததில்லை. தரமற்ற

மருத்துவர்களை உற்பத்தி செய்யும் விற்பனைக்கூடம் என்றே அவர் கருதினார்.

சமஸ்க்ருதத்தில் பெரிய எழுத்துக்களில் 'ஓம்' என்று பொறிக்கப்பட்ட காவி ஜிப்பா ஒன்றை அணிந்துகொண்டு அமர்ந்திருந்தார் மகாதேவன். ஒரு இடைவேளையின்போது என்னை அழைத்துச் சென்று அவர்முன் நிறுத்தினார் சீனியர். கேஸ்ஷீட்டை மேய்ந்தபடியே, "சார் யாரு? ஆயுர்வேத காலேஜ் ஸ்டாஃபா?" என்று விசாரித்தார். நாலைந்து பேரின் சிரிப்பொலி கேட்டது. "இல்ல, ஸ்டூடண்ட்" என்று தயங்கியபடியே சொன்னேன். தலை நிமிர்ந்து என்னை நோக்கி, "நின்னுக்கோ" என்று சொல்லிவிட்டு, "அடுத்த ஆள வரச் சொல்லும்மா" என்றபடி தன் பணியைத் தொடர்ந்தார்.

அமைதியாக அவரருகே அவர் கண்படாத ஓரத்தில் நின்று கவனித்துக்கொண்டிருந்தேன். அவர் நோயாளிகளைப் பரிசோதிப்பதைக் காண்பது ஒரு அலாதியான அனுபவம். புறவயமான சோதனைகளாலும் கேள்விகளாலுமே அவர் நோயறிய முற்பட்டார். தன் மாணவர்கள் அனைவரும் புறவய சோதனைகளுக்கு உதவும் 'மெர்க்ஸ் மானுவல்' எனும் நூலை வைத்திருக்க வேண்டும் என்பது அவருடைய கட்டளைகளில் ஒன்று. ஒவ்வொரு நோயையும் கண்டறிந்து இந்நிலைக்கு ஆயுர்வேதத்தில் பொருத்தமான மருந்து என்ன என்ற சூத்திரத்தைச் சொல்லிவிட்டு மருந்து எழுதிக்கொண்டிருந்தார். மதியம், மூலையில் நின்றுகொண்டிருந்த என்னை நோக்கி "அப்புறமா தத்வலோகா ஹாலுக்கு வா," என்று சொல்லிவிட்டுச் சென்றார்.

பரமஹம்ச யோகானந்தரின் சீடர்களில் ஒருவரான ராய் யூஜின் டேவிஸ் எழுதிய நூல் ஒன்றைத் தமிழாக்கம் செய்திருந்தார் மகாதேவன். அந்நூல் வெளியீட்டு விழா தத்வலோகா அரங்கில் நடைபெற்றது. டேவிசும் வந்திருந்தார். நிகழ்ச்சி முடிவுற்ற பின்னர் ஒரு சிறிய அறைக்குள் இருந்த டேவிஸிடம் எங்களை அழைத்துச் சென்றார் மகாதேவன். சிறிது நேரம் ஏதோ பேசிக்கொண்டிருந்தார். நல்ல உயரம், நிறம் மட்டும் கொஞ்சம் மங்கினால் ஜின்னாவைப் போல் இருப்பார் என்று தோன்றியது. சில மூச்சுப் பயிற்சிகளை பயிற்றுவித்தார் டேவிஸ். அதற்குப் பிறகு டேவிசைக் காணும் சந்தர்ப்பம் வாய்க்கவில்லை.

○○○

மருத்துவர் மகாதேவனின் அறிமுகம் எனக்குள் ஒரு மிக முக்கியமான கேள்வியை எழுப்பியது; அத்துடன் அதற்கான விடை தேடி என் பயணத்தைத் துவக்கும் துணிவையும் ஆற்றலையும் கொடுத்தது. உண்மையிலேயே நவீன அறிவியலும்

ஆயுர்வேதமும் நேரெதிர் திசைகளில் பயணிக்கும் அளவிற்கு முரண்பாடுகள் கொண்டவைதானா? இந்தக் கேள்வி எவ்வளவு முக்கியமானது என்பதையும், இதற்கு நடைமுறை விடையளிக்கக்கூடிய ஆசிரியனை ஒருவன் கண்டடைவது எவ்வளவு அவசியம் என்பதையும் உணரத் தற்கால இந்திய மருத்துவத் துறை மாணவர்களிடையே நிலவும் குழப்பத்தையும் அவநம்பிக்கையையும் அறிந்திருக்க வேண்டும்.

நவீன மருத்துவம் பயில வேண்டும் எனும் பள்ளிப் பருவத்துக் கனவு பொய்த்த விரக்தியில் ஆயுர்வேதத்தின் நிழலில் ஒதுங்கிய பலரில் நானும் ஒருவன். வழக்கமான இயற்பியலையும் உயிரியலையும் மட்டுமே அதுவரை அறிவியல் எனக் கற்றறிந்த ஒருவன் திடுமென்று 'பஞ்ச மகா பூத'த் தத்துவங்கள் குறித்து அறிவை வளர்த்துக்கொள்வதும், புலனுக்குப் பிடிபடாத வாத பித்த கபங்களைக் கொண்டு உடலைப் புரிந்துகொள்ள முயல்வதும் அத்தனை எளிதல்ல. அதுவரை சேமித்து வைத்திருந்த அறிவுக் கலனுடன் பொருந்தாத தகவல்கள் அதில் இணைய முற்படும்போது நம் அகங்காரம் அதை நிராகரிக்கவே செய்யும்.

நவீன உடற்கூறியல், உடலியங்கியல், நோயறிதல் போன்ற அறிவியல் துறைகளில் அபாரத் திறமை கொண்ட அதே வேளையில் பாரம்பரியமான ஆயுர்வேத, சித்த மருத்துவ முறைகளிலும் அபாரத் தேர்ச்சி கொண்ட ஆளுமைகள் இன்று இந்திய அளவில் வெகு சிலரே இருக்கக்கூடும். பெரும்பாலான நவீன மருத்துவர்களிடத்தில் பாரம்பரிய மருத்துவம் பற்றி மிகப் பிழையான கற்பிதங்கள் மட்டுமே இருக்கின்றன. இப்பக்கத்தில் ஆண்டிசெப்டிக் லோஷன் கொண்டு கை கழுவுவதுகூட ஆயுர்வேதத்தை அழித்துவிடும் எனக் கருதும் தூய்மைவாதிகள். எவ்வகையிலான எளிய தர்க்கத்துக்கும்கூட ஆயுர்வேதம் உட்படுத்தப்படுவதை அவர்கள் விரும்புவதில்லை.

பெரும்பாலான மருத்துவர்கள் மரபு சார்ந்த அறிவுக்கும் நவீன அறிவியலின் நிரூபணங்களுக்கும் இடையில் உள்ள முரண்பாடுகளில் சிக்குண்டு குழம்பி, நம்பிக்கை இழந்து, தாம் கற்ற கல்வியை அன்றாட அனுபவத்துக்கு உட்படுத்தித் தம்மை வளர்த்துக்கொள்ளும் முனைப்பு இல்லாதவர்களாகத் தேங்கி நின்றுவிடக்கூடும். ஆயுர்வேதம், சித்த மருத்துவம் பயின்ற மாணவர்கள் நவீன மருத்துவமனைகளில் இரவு நேர மருத்துவர்களாகப் பணியாற்றவும், சம்பந்தமில்லாத வேறு துறைகளில் புகவும் காரணம் மரபார்ந்த அறிவுக்கும் நவீன மருத்துவத்துக்கும் இடையில் உள்ள முரண்பாடுகள்தான் என்று எனக்குத் தோன்றுவதுண்டு.

ஆயுர்வேதம் போன்ற மரபார்ந்த அறிவுத் துறைக்கு, ஒருவர் தன் வாழ்நாளில் தனக்கான ஆசிரியனாக ஒருவரைக்கூடக்

கண்டுகொள்ளவில்லை என்றால் தான் கற்ற கல்வி மீது அவருக்கு நம்பிக்கையற்றுப்போய்விடும் அபாயம் உண்டு. நான் கல்லூரியில் நுழைந்த முதல் நாள் எங்களுக்கு அறிமுக வகுப்பெடுத்த ஆசிரியர் ஒருவர் சொன்னார், "இது காலேஜ் இல்ல, செத்த காலேஜ். நீங்க இங்க மருத்துவம் படிக்க வரல, வரலாறு படிக்க வந்துருக்கீங்க, வருங்காலத்துக்கு உதவாத வெத்து வரலாறு". அவருடைய கண்டடைதல் அதுதான். இத்தனை ஆண்டுக் கல்வியும் அனுபவமும் அவருக்குப் பரிசளித்தது இந்த அவநம்பிக்கையைத்தானா? தொடர்ந்து நடந்த நிகழ்வுகள் அன்று அவர் சொன்னதை உறுதிப்படுத்தும் விதமாகவே அமைந்தன.

தெளிவற்ற அந்தக் காலகட்டத்தில் ஒருநாள் சென்னையில் பிரபல ஓட்டல் ஒன்றில் ஏதோவொரு மருந்து நிறுவனம் ஏற்பாடு செய்த கருத்தரங்கு பற்றிய அறிவிப்பு ஒன்று வந்தது. கருத்தரங்குகளில் பங்குபெற இரண்டு முக்கியக் காரணங்கள் உண்டு. அங்கு பரிமாறப்படும் மதிய உணவு முதன்மைக்காரணம். இரண்டாவதாகக் கல்லூரியிலிருந்து விடுதலை. முக்கியமற்ற உபரிக் காரணம் ஒன்றுமுண்டு. நம் குழப்பங்களுக்கு ஏதேனும் தெளிவு கிடைக்காதா எனும் நப்பாசை. ஆனால் குறுகிய காலத்திலேயே கருத்தரங்குகள் புதிய திறப்புகளை அளிக்காது எனும் சோர்வு நிலையை அடைந்திருந்தேன். அப்படியான ஒரு கருத்தரங்கிற்குச் சென்றோம். காலையிலிருந்து அங்கு நான் கேட்ட அமர்வுகள், வாழ்க்கையை வீணடித்துவிட்டோம் எனும் உணர்வை வலுப்படுத்தின. சரகர் சொன்னார், வாக்பட்டர் சொன்னார், சுசுருதர் சொன்னார் என்று எட்டுத் திக்கிலும் சொற்சிலம்பம் ஆடிக்கொண்டிருந்தார்கள். மேற்கோள்கள், அதை விளக்க மேலும் மேற்கோள்கள். சுயமான பார்வையையும் கண்டடைதலையும் எவரும் அங்கு முன்வைக்கவில்லை.

கொடுத்த இருநூற்றைம்பது ரூபாய்க்கு புலாவும் ரொட்டி யும் பன்னீர் மசாலாவும் உண்டு ஏ.சி. அறையில் கண்ணயரக் கிடைத்த பாக்கியத்தை எண்ணிப் புளங்காங்கிதத்துடன், கருத்தரங்க நினைவுப்பரிசைக் கொடுத்ததும் கிளம்ப வேண்டியதுதான் என்று காத்திருந்தபோது சிவந்த, தடித்த மனிதர், அடர்ந்து சுருண்ட தலைமயிருடன் அடர்நீலச் சட்டையில் மேடையேறி எங்கள் முன் நின்றார். "நான் எனக்குத் தெரிந்த ஆயுர்வேத சூத்திரங்களை மனனம் செய்து எனது மூளைத்திறனை வெளிக்காட்ட இங்கு வரவில்லை, சரகரும் வாக்பட்டரும் சொன்னதெல்லாம் இருக்கட்டும், நான் என் வாழ்வனுபவத்தில் அவர்கள் சொன்னவற்றைப் பொருத்தி பார்த்துக் கண்டடைந்த உண்மைகளைப் பேசப் போகிறேன்" என்றார். அரங்கம் நிமிர்ந்து அமர்ந்தது. அதுவே நான் மகாதேவன் உரையைக் கேட்ட முதல் முறை. அங்கு அவர் அசட்டையாக உரையாற்றியபோது எழுந்த

உற்சாகமும் கரவொலியும் சிரிப்பொலியும் அந்த இறுக்கமான கருத்தரங்கிற்குச் சற்றும் பொருந்தாத வேறோர் வண்ணத்தை அளித்தது. நான் கற்றுக்கொண்டிருக்கும் ஆயுர்வேதம் குறித்து முதன்முறையாக மனதில் நம்பிக்கை துளிர்த்தது.

அப்போது முதல் நான் அவரை மானசீகமாகப் பின்தொடரத் தொடங்கினேன். தொடர்ந்து சென்னையில் அவருடைய பல உரைகளைக் கேட்கச் சென்றேன். ஒவ்வொரு முறையும் உத்வேகத்துடன் திரும்பி மூல நூல்களை முழுமையாகக் கற்க முயல்வேன், இந்த உற்சாகம் நீடிக்காதென்றாலும். நரம்பு மண்டலமும் வாத நோய் சிகிச்சை முறைகளும் தொடர்பாக ஒரு நாள் அமர்வு ஏற்பாடு செய்திருந்தார், மற்றொரு சமயம் அவருடைய நிபுணத்துவம் வாய்ந்த வஸ்தி சிகிச்சை (ஆசனவாய் வழியாக மருந்து செலுத்தும் சிகிச்சை முறை) பற்றிய அமர்வு ஒன்றை ஏற்பாடு செய்திருந்தார். ஏனோ அவருடைய இத்தகைய செயல்பாடுகள் சிலர் கண்ணை உறுத்தின போலும். அதற்குப் பின் அவர் மாணவர்களுக்கு நேரடி வகுப்புகள் ஏதும் சென்னையில் அவ்வளவாக எடுக்கவில்லை. கொரோனா காலத்தில் நிறைய இணைய உரைகள் நிகழ்த்தினார். தொடர்ந்து தமிழிலும் ஆங்கிலத்திலும் மாணவர்களுடன் சேர்ந்து ஆயுர்வேதம் சார்ந்து பல புத்தகங்களை எழுதிவருகிறார்.

○○○

மகாதேவன் மிகச் சிறந்த மேடை ஆளுகை கொண்டவர். அபார நகைச்சுவை உணர்வு உண்டு. அவருடைய திரிதோஷ மெய்ஞான தத்துவ விளக்கம் நூலில் ஆயுர்வேதம் கடந்து வந்த பாதை குறித்து இறுதியாக எழுதும்போது, "இன்று ஆயுர்வேதம் இந்தியாவின் அங்கீகரிக்கப்பட்ட ஆறு மருத்துவ முறைகளில் ஒன்றாகத் திகழ்கின்றது. அதேசமயம் பல்வேறு மருத்துவப் பிரதிநிதிகள், கிராம வைத்தியர்கள், வர்மானிகள், ஆயாக்கள், மந்திரவாதிகள், ஜோசியர்கள், பூசாரிகள், பாட்டிமார்கள் போன்றோரையும் சமாளிக்க வேண்டியுள்ளது. தவிர பாம்பாட்டிகள், மஞ்சள் காமாலைக்கு மருந்து கொடுப்பவர்கள், ஆண்மைக் குறைவை அகற்றுபவர்கள் எனப் பல கூட்டங்களையும் சமாளிக்க வேண்டியுள்ளது" என்று அவருக்கே உரிய எள்ளலுடன் முடிக்கிறார்.

அவருடைய குருநாதர் டாக்டர் பி. வைத்தியநாதன், நூறு வருடம் பழமையான மயிலாப்பூர் வெங்கட்ரமணா கல்லூரியில் தலைமை ஆசிரியராகப் பணிபுரிந்தவர். வாய்ப்புக் கிட்டும் பொழுதெல்லாம் அவரை நினைவுகூர மகாதேவன் தவறுவதில்லை. பாரம்பரியமான ஆயுர்வேதக் குடும்பத்திலிருந்து வந்திருந்தாலும்கூடப் பெரிய அளவு ஆர்வமின்றியே பெரும்பாலான கல்லூரி காலத்தைக் கழித்தார்

மகாதேவன். அவருடைய குருநாதர் வைத்தியநாதனின் வழியாகவே ஆயுர்வேதத்தின்பால் ஈர்க்கப்பட்டார். வெவ்வேறு உரைகளின்போது அவருடைய குருநாதர் வைத்தியநாதனைப் பற்றி மகாதேவன் எங்களிடம் பகிர்ந்துகொண்ட இரு வேறு நிகழ்வுகள் இன்னும் என் நினைவில் உள்ளன. சிக்கலான நோய்களை மாறுபட்ட கோணங்களில் துணிவுடன் அணுகும் வழிமுறையை மகாதேவன் அவரிடமிருந்துதான் கைக்கொண் டிருக்க வேண்டும். மரபிலிருந்து பெற்றுக்கொண்ட அறிவை முற்றிலும் வேறோர் வகையில் பயன்படுத்தும் சாதுர்யம் அவருக்கு இருந்தது.

மகாதேவன் சிறந்த ஆய்வாளரும்கூட. வஸ்தி சிகிச்சையின் செயலாற்று முறை பற்றியும், ஆயுர்வேத பிரகிருதி (பிறப்பியல்பு) அறியும் வழிமுறைகள் பற்றியும், வாத பித்த கப தோஷங்களைப் புறவயமாக அறிந்துகொள்ள உதவும் அளவீடுகள் பற்றியும் மிக முக்கியமான பல ஆய்வுகளைச் செய்துவருகிறார். இந்திய மருத்துவ முறைகள் என்று அடையாளப்படுத்தப்பட்டாலும் இந்த மருத்துவர்கள் வட்டத்தில் சித்த மருத்துவர்களுக்கும் ஆயுர்வேத மருத்துவர்களுக்கும் இடையே ஒருவிதப் பிணக்கு எப்போதும் இருப்பதுண்டு. ஆனால், மகாதேவன் அவர்களுக்குச் சித்த மருத்துவத்தின் மீதும் மிகுந்த மதிப்பும் மரியாதையும் ஆழ்ந்த அறிவும் உண்டு. பல சித்த மருத்துவர்களுடன் இணைந்து தொடர்ந்து பணியாற்றிவருகிறார். அவருடன் இணைந்து பணியாற்றிய டாக்டர் ஸ்ரீராம், டாக்டர் வேங்கடப்பன் போன்றவர்களைப் பற்றிய பல நல்ல விஷயங்களை நான் கேள்விப்பட்டிருக்கிறேன்.

மருத்துவர் மகாதேவனுக்கு ஆயுர்வேதம் சார்ந்த மேட்டிமை ஏதும் கிடையாது. அவர் தன் எல்லைகளை அறிந்தவர். தனது தோல்விகளை ஒப்புக்கொள்வதில் அவருக்குத் தயக்கம் ஏதுமில்லை. தசை நார் சீரழிவு நோய்களுக்கு ஆயுர்வேதத்தில் எவ்வித சிகிச்சையும் பெரிய அளவில் பலனளிக்காது என்பதை தாம் முயன்று பார்த்து அறிந்துகொண்டதாக ஒருமுறை சொன்னார். மற்றொருமுறை விந்தணுக்கள் உற்பத்தியே இல்லாதபோது (azoospermia) ஆயுர்வேதத்தில் எந்த சிகிச்சையும் பெரிதாகப் பலனளிக்கவில்லை என்பதே தனது அனுபவம் என்று சொன்னார். நாடி பிடித்துச் செய்யப்படும் பரிசோதனை தனக்குப் பிடிபடவில்லை, உண்மையாகவும் இருக்கலாம் இல்லாமலும் இருக்கலாம், ஆகவே அதை நான் பூரணமாக நம்ப மாட்டேன் என்று மற்றொரு விவாதத்தின்போது கூறினார்

நவீன மருத்துவம் கைவிட்ட சில அரிய நோய்களுக்கு சிகிச்சை அளிக்க முன்வரும்போது நடைமுறை சாத்தியக் கூறுகளை நோயாளியின் குடும்பத்தாரிடமும் நோயாளியிடமும் தெளிவாக விளக்குவார். 'இது ஒரு பரிசோதனை முயற்சி,'

என்று சொல்லிவிட்டுத்தான் சிகிச்சையைத் துவக்குவார். ஆயுர்வேதத்தைக் காட்டிலும் நவீன மருத்துவத்தில் சில நோய்களுக்கு மேலான தீர்வு இருக்கும் என்று அவர் நினைத்ததால், ஆயுர்வேதமே உயர்ந்தது என்ற பிடிவாதத்தில் நோயாளியின் மேல் ஆயுர்வேத சிகிச்சைகளைத் திணிக்க மாட்டார். குணமாகக்கூடிய வாய்ப்புகளைத் தெளிவாக விளக்கிக் கூறி, நோயாளிக்கு முடிவெடுக்கும் சுதந்திரத்தை அளிப்பார். இயன்றவரை அவருடைய நோயாளிமையப் பார்வையை எனதாக்கிக்கொள்ளவே இன்றுவரை முயன்று வருகிறேன்.

மரபிலக்கியங்களிலும் ஓரளவிற்கு நவீன இலக்கியங்களிலும் அவருக்கு நல்ல பரிச்சயம் உண்டு. இசையின் மீது பேரார்வம் உண்டு. நான் அங்கு சென்றிருந்த சமயத்தில், தெரிசனங்கோப்பு கோவிலில் நாதஸ்வரம் வாசிக்கும் நலிந்த வித்வான் ஒருவரின் குடும்பத்தினர் அங்கு வைத்தியத்திற்கு வந்திருந்தனர். கடந்த திருவிழாவின்போது அக்கலைஞர் நிகழ்த்திய வாசிப்பை அரை மணிநேரம் புகழ்ந்து பேசிக் கொண்டிருந்தார் மகாதேவன். பின்னர், இலவசமாக மருந்துகளைக் கொடுத்தனுப்பினார்.

○○○

ஆயுர்வேத மருத்துவர் இல. மகாதேவன் எழுதிய 'திரிதோஷ மெய்ஞான தத்துவ விளக்கம்' எனும் நூலை நான் தெரிசனங்கோப்பு சென்று அவரைச் சந்தித்துவிட்டுத் திரும்புகையில் வாங்கிக்கொண்டு வந்தேன். திரிதோஷ தத்துவ விளக்கமாக மட்டும் இந்நூல் நின்றிருக்கக்கூடும். ஆனால் அது எப்படி மெய்ஞானத் தத்துவ விளக்க நூலாக மாறுகிறது? பிரபஞ்ச இயக்கத்தையே திரி தோஷங்களின் கூட்டுச் செயல் பாடுகளாக உணரும் ஒரு நிலையைத்தான் அவர் திரிதோஷ மெய்ஞான அறிவாகக் குறிப்பிடுகிறார். அன்னமய கோசமான உடலளவில் வாத பித்த கபமாகவும், மனோமய கோசத்தில் சத்வ ரஜஸ் தமசாகவும், பிராணமய கோசத்தில் பிராணன், தேஜஸ், ஓஜசாகவும், விஞ்ஞான மய கோசத்தில் பிரம்மா, விஷ்ணு, சிவனாகவும், ஆனந்தமய கோசத்தில் ஓம் தத் சத் ஆகவும் தம்மை வெளிப்படுத்திக்கொள்கின்றன இந்தத் திரி தோஷங்கள் என்பதை விளக்குகிறார். ஸ்ருஷ்டி, ஸ்திதி, பிரளயம், இச்சா சக்தி, க்ரியா சக்தி, ஞான சக்தி என அனைத்தையுமே திரிதோஷ வெளிப்பாடாகவே புரிந்துகொள்ளும் நிலையைத்தான் திரிதோஷ மெய்ஞானம் என்கிறார்.

மூன்று பகுதிகளாக, சுமார் 800 பக்கங்கள் கொண்ட விரிவான நூலிது. இந்நூலின் முன்னுரை, ஆயுர்வேதம் கடந்துவந்த பாதை ஆகிய பகுதிகள் அபாரமான வாசிப்பனுபவத்தை அளிப்பவை. அடுத்தடுத்த பகுதிகள்

ஆயுர்வேதம் பரிச்சயமானவர்களுக்குக் கூடுதலாக ருசிக்கும் எனினும், புதியவர்கள் சற்று உழைத்தால் புரிந்துகொள்ளக்கூடிய மொழியில் எழுதப்பட்டுள்ளன. மூன்றாவது பகுதி குண்டலினி, சீன மருத்துவம், தாவரங்களுக்கும் முக்குற்றங்களுக்கும் உள்ள தொடர்பு என விரிவாகச் செல்கிறது. இக்கட்டுரை இந்நூல் பற்றிய அறிமுகமோ அல்லது மதிப்புரையோ அல்ல. மற்றொரு விரிவான கட்டுரையின் வழியாகவே அதை அணுக முடியும். ஏனெனில் இந்நூல் நவீன மொழியில் எழுதப்பட்ட பண்டைய சம்ஹிதைக்கு இணையான விரிவு கொண்டது.

தன்னுடைய திரிதோஷ மெய்ஞான தத்துவ விளக்கம் நூலின் முடிவுரையில் மகாதேவன் இவ்வாறு எழுதுகிறார்: "ஆயுர்வேதம் படிக்கின்ற ஒரு மாணவன் வாத, பித்த, கபங்களை, புத்தகத்தில் கூறியுள்ளபடி படிக்கிறான். பின்பு அதை நம்புகிறான். பின்பு அதில் அறிவு கிடைக்கப் பெறுகிறான். பின்பு அதில் மெய்ஞான உணர்வைப் பெறுகிறான். உலகத்தில் இருக்கின்ற அனைத்து விஷயங்களையும், அதாவது மருத்துவ சேர்க்கையானாலும் சரி, அன்றாடம் காணும் செயல்களானாலும் சரி, அனைத்தையும் திரிதோஷமாகவே காண்கிறான். ஆனால் இந்த திரிதோஷத்திற்கு அப்பாற்பட்டு என்ன இருக்கிறது என்ற கேள்வியை ஒருநாள் அவன் கேட்டாக வேண்டும்."

இப்புள்ளியில் ஆயுர்வேதம் மருத்துவ முறை எனும் வரையறையைக் கடக்கிறது. ஏனெனில் ஆயுர்வேதம் என்றால் 'வாழ்வைப் பற்றிய அறிவு', அது மருத்துவ அறிவினால் மட்டும் முழுமை அடைவதில்லை என்பதை ஆயுர்வேத மருத்துவர் உணர்ந்தே இருக்கிறார். ஆயுர்வேத மருத்துவர் உடற்பிணி நீக்கும் மருத்துவர் மட்டுமல்ல. விடுதலைவிரும்பியும் கூட. "பனிக்கட்டி ஆயிரங் கோடி ஆண்டுகள் கடல் மீதே மிதந்தாலும், அது கடலின் முழுமைப் பெரும்பரப்பின் கூறாக முடியுமா? அப்பனிக்கட்டி எப்போது தன்னை உருக்கிக்கொண்டு, தன் அடையாளத்தை அழித்துக்கொண்டு கடலில் கலக்கின்றதோ அந்த நொடியே அது கடலின் முழுமையிலும் தன்னைக் கரைத்துக்கொள்கிறது, முழுமையைத் தன்னில் உணர்கின்றது." (தி.தோ.மெ.ஞா.த.வி)

மருத்துவம் என்பதல்ல, மருத்துவத்தின் வழியாக ஆரோக்கியத்தையும், அதன் வழியாக வேறொன்றையும் கண்டடைபவனே சரகர் சொல்லும் பிஷக் உத்தமன் (தேர்ந்த மருத்துவன்). மகாதேவனை இன்று அந்த நிலையை நோக்கி நகர்ந்து கொண்டிருப்பவராகவே நான் எண்ணுகிறேன்.

நேர்காணல்

சுனில் கிருஷ்ணன்

முதலில் உங்கள் தாத்தா மகாதேவ ஐயர் அவர்களிடமிருந்து தொடங்குவோம். இச்சிறு கிராமத்தை நாடறிந்த ஆயுர்வேத மையமாக மாற்றியதில் அவர் பங்களிப்பு முதன்மையானது. அவருக்கென்று இருந்த தனிப் பெயரும் புகழும் இன்று வரை தொடர்கிறது என்றே அறிகிறேன். உங்கள் பகுதியைப் பூர்வீகமாகக் கொண்ட எழுத்தாளர் நாஞ்சில் நாடன் அவரைப் பற்றிய நினைவுகளைப் பெருமையுடன் கூறுவதைக் கேட்டிருக்கிறேன். உங்கள் தாத்தாவைப் பற்றிய நினைவலைகள், அவரது வெற்றிக் கதைகள், அவரது அணுகுமுறைகள் அவரை ஒரு தொன்மமாகவே ஆக்கியுள்ளன. அவரைப் பற்றிக் கொஞ்சம் சொல்லுங்கள்.

டாக்டர் இல. மகாதேவன்

1980 நவம்பர் 19இல் அவர் மறைந்தார். அவர் 1918இல் இந்த வைத்திய சாலையைத் தொடங்கினார். இப்பொழுது 100 வருடங்கள் கடந்துவிட்டன. தாத்தா இறக்கும்போது நான் ஏழாம் வகுப்புப் படித்துக்கொண்டிருந்தேன். வைத்தியத்தைப் பற்றி எனக்குப் பெரிதாகத் தெரியாது. ஆனால், அவர் பெரும் ஆளுமை உடையவர் என்பதைப் புரிந்துகொள்ள முடிந்தது. அந்தக் காலத்திலேயே நிறைய நோயாளிகள் அவரைப் பார்க்கப் பல்வேறு இடங்களிலிருந்து வருவார்கள். அப்பொழுது இங்கு (கிராமத்தில், வைத்தியசாலையில்) நல்ல சாலை, நல்ல பேருந்து, கடைகள், உணவகம் என எந்த வசதியும் கிடையாது. பகல் 12.30இலிருந்து 2 மணிக்குள் எவர் வந்தாலும் அவர்களை அங்கேயே உண்ணச் சொல்வார். விறகடுப்பில் தான் சமையல்.

எந்நேரமும் என் பாட்டி சமைத்துக்கொண்டே இருப்பார் என்பதே அவரைப் பற்றிய என்னுடைய முக்கிய நினைவு.

இங்கே குழந்தைப் பேறின்மைக்கு எல்லாம் சிகிச்சை நிகழ்ந்துள்ளது. எளிய மருந்துகளையே அளிப்பார். சமன சிகிச்சைதான் பெரும்பாலும். (சமனம் என்றால் இங்கு சமன்படுத்துதல், தணிப்பது எனப் பொருள். தோஷத்தைக் கட்டுப்படுத்தும் மருந்துகள்) விரேசனம் (பேதிக்குக் கொடுக்கும் மருந்து) தவிர வேறு எந்த சோதனமும் (தோஷத்தை வெளியேற்றும் சிகிச்சை முறை. தூய்மையாக்குதல் என்று பொருள்; சமணம் சோதனம் என இருவகை சிகிச்சைகள் உள்ளன) செய்ததாக எனக்கு நினைவில்லை. நான் வந்துதான் சிலவற்றை அறிமுகப்படுத்தினேன். ஆனால் என்னைவிட அவருக்கு வெற்றி சதவிகிதம் அதிகம். அதற்கு மிக முக்கியமான காரணம் அவருடைய ஆழ்ந்த அறிவு. மற்றொரு காரணம் அஷ்டாங்க ஹ்ருதயத்திலும் (முப்பெரும் ஆயுர்வேத நூல் களில் ஒன்று; வாக்பட்டர் இயற்றியது) ஸஹஸ்ரயோகத்திலும் (கேரளத்தில் செல்வாக்குடைய மருந்துப் பயன்பாட்டைப் பற்றிய ஆயுர்வேத நூல்) அசைக்க முடியாத ஆளுமையாக அவர் திகழ்ந்தது. மூன்றாவது காரணம் அவர் செய்யும் மருந்துகள். அவர் ஒரு ஷடங்கம் (ஆறு மூலிகைகளின் கூட்டு மருந்து) செய்து கொடுத்தால் நோய் தீர்ந்துவிடும். சுத்தமான சந்தனம் சேர்த்துச் செய்த அந்த ஷடங்கத்தில் நோய் தீர்ந்தது. இப்போது அந்த ஷடங்கத்தால் நோய் குறைவதில்லை. மக்கள் அவரை ஒரு தெய்வீக ஆளுமையாகவே பார்த்தார்கள்.

அவர் ஒருநாளும் பொருளீட்ட வேண்டும் என எண்ணிய தில்லை. என்னைப் பற்றி அப்படிச் சொல்லிவிட முடியுமா எனத் தெரியவில்லை. பணம் எப்போதும் தானாகத் தேடி அவரை அடைந்தது. அவர் பணத்தை எண்ணி அடுக்கி கணக்கு வைத்து நான் பார்த்ததில்லை. நாதஸ்வரம் வாசிக்கிறாரா, கரகாட்டம் ஆடுகிறாரா, யாராக இருந்தாலும் கையில் கிடைப்பதை எடுத்து அப்படியே கொடுத்துவிடுவார். எவ்வளவு என்பதற்கெல்லாம் எந்த கணக்கும் கிடையாது. அப்படி இருந்தும் அவர் நிலங்கள் வாங்கினார். இன்றைக்கும் நாங்கள் சாப்பிடுவது அவரை வைத்துத்தானே? இல்லையெனில் நமக்கு ஏது இந்தப் பெயரும் புகழும்? தாத்தாவின் புண்ணியத்தில்தான் இன்றுவரை நாங்கள் நன்றாக வாழ்கிறோம்.

உங்கள் குடும்பத்தில் தாத்தாவிற்கு முந்தைய தலைமுறைகளில் யாரும் வைத்தியர்களாக இருந்ததுண்டா?

அவருக்கு முந்தைய தலைமுறையில் அவருடைய மாமா திரு. லெட்சுமண ஐயர் முக்கியமானவர். அவர் திருவிதாங்கூர் சமஸ்தானத்தில் வைத்தியராக இருந்தார்.

தாத்தா அவரிடம்தான் பயின்றாரா? தெரிசனங்கோப்பு வைத்தியசாலை தொடங்கப்பட்ட சூழலைப்பற்றி கொஞ்சம் சொல்லுங்கள்.

ஆம். தாத்தா அவரிடம் அஷ்டாங்க ஹ்ருதயம் படித்து விட்டு பிறகு பறக்கை என்ற ஊரில் ஒரு சாஸ்திரியிடம் சமஸ்கிருதம் படித்தார்; தைக்காட்டு பெரிய மூஸிடம் வைத்தியம் கற்று குருவாயூர் நெல்லுவயா கோவிலில் போய் எண்ணெய் அபிஷேகம் செய்து அந்த எண்ணெயை எடுத்துக்கொண்டு வந்து தெரிசனங்கோப்பு வடக்குத் தெரு அக்ரஹாரத்தில் இப்பொழுது உள்ள வீட்டின் எதிர் வீட்டில் இருந்தபடி வைத்தியத்தைத் தொடங்கினார். முதலில் அந்த வீட்டில்தான் வைத்தியசாலை இருந்தது, பிறகு இப்பொழுது உள்ள இடத்திற்கு மாறியது. அப்போது அதைக் காலிமனையாக வாங்கினார். அந்தக் காலத்தில் அங்கே ஒரு கட்டிடம் கட்டினார். பழைய நாற்காலி, கதவு எல்லாம் இன்னும் அப்படியே இருக்கின்றன.

அவர் பதினெட்டு வயதில் படிப்பை நிறைவுசெய்தார். வேத அத்யயனத்தைப் (வேத பாடம் கற்றல்) பாதியில் நிறுத்தினார். வேத அத்யயனம் செய்துவிட்டு, ஒரு தெவசத்திற்கு மந்திரம் சொல்லப் போயிருக்கிறார். போன இடத்தில், தாமதமாகப் போனதினால் அவமானப்படுத்தி தட்சிணையாக அளிக்க வேண்டிய 50 பைசாவைக் கொடுக்காமல் விட, இனி இந்த தொழில் வேண்டாம் என்று ஊரை விட்டுச் சென்றதாக என் அப்பா சொல்லி நான் கேட்டிருக்கிறேன். ஆனால் வேத பாடசாலை மாணவர்களைப் படிக்க வைத்தார்.

அவர் வெற்றிக்கு முக்கியக் காரணம், இந்த மண்ணில் இருந்த மருந்துகளை அவர் அறிந்ததுதான். குமரி மாவட்டத்து நாடார் மருத்துவம், சித்த மருத்துவம், மண் சார்ந்த மருந்துகள், காயத்திருமேனி மருந்து, கேர தைலம் (தேங்காய் எண்ணெயில் செய்யும் மருந்து தைலங்கள்), நாகராதி லேபம் (நாகரம் என்றால் சுக்கு; லேபம் என்றால் குழைத்துப் பூசும் மருந்து), கருத்தவட்டு, (ரத்தக் கட்டுக்கு அரைத்துப் பற்றுப் போடப் பயன்படும் மாத்திரை) வசவு எண்ணெய் – இதுபோன்ற மருந்துகளில் ஒரு ஆளுமை அவருக்கு வந்துவிட்டது. இவற்றையெல்லாம் அவர் யாரிடம் கற்றுக்கொண்டார் என்று தெரியவில்லை. ஆனால் வீட்டில் அதற்கான குறிப்புகள் உள்ளன.

இதைவிடவும் அவரின் வெற்றிக்கு மிக முக்கியமான காரணம் என்று நினைப்பது, அவர் கடைசிவரைக்கும் ஆயுர்வேதத்தை நம்பியதுதான். எனது ஆசிரியர் வைத்யநாதன் சாரும் சரி, தாத்தாவும் சரி மற்ற மருந்துகளின் பக்கம் சென்றதே இல்லை. எத்தகைய சிக்கலாக இருந்தாலும் ஆயுர்வேத மருந்துகள்தான் எடுத்துக்கொண்டார்கள். அவர் இறக்கும்போது அவருக்கு வயது 79. பக்கவாதம் வந்தது, ரத்த ஓட்டம் குன்றியதால் நினைவு தடுமாற்றம் ஏற்பட்டது. உடலைப்

பொருட்படுத்தாமல், வெறி பிடித்த மாதிரி உழைத்ததனால் வந்த நிலை என்று சொல்லலாம். மூலிகை மருந்து பறிக்கப் போன இடத்தில், அவரைப் பாம்பு கடித்து அவரே வைத்தியம் செய்துகொண்டார்; பிழைத்தார். இதனால் உறக்கம் கெட்டது. பித்தத்தைத் தணிக்கும் சிகிச்சைகள் செய்துகொண்டதாக என் அப்பா சொல்லிக் கேட்டிருக்கேன். விஷ நோய்கள்தான் அந்தக் காலத்தில் அதிகம். இந்தக் காலத்தில் விஷக்கடி ஒரு பெரிய விஷயமே இல்லை. தேள்கடி மருத்துவம் பற்றித் திருநெல்வேலி குமாரசுவாமி வைத்தியர் எனும் முந்தைய காலத்து வைத்தியர் எழுதிய அத்தியாயத்தை நேற்றுக்கூட வாசித்தேன். விஷக்கடி நோயாளிகள் இப்பொழுதெல்லாம் வருவதேயில்லை. தேள் கடிக்கு, அரணைக் கடிக்கு சொல்லப்பட்ட மருந்துகளை வேண்டுமென்றால் இப்போது தோல் நோய்களுக்குப் பயன் படுத்தலாம்.

ஆம். விஷ முறிவு மருந்துகளை ஒவ்வாமை போன்ற நோய்நிலைகளுக்குப் பயன்படுத்துகிறார்கள்.

உங்கள் தந்தை மருத்துவர் இல்லை அல்லவா? அவரைப் பற்றி உங்கள் நினைவுகளைப் பகிர்ந்துகொள்ளுங்களேன்.

என்னுடைய தந்தை வழக்கறிஞர். ஆனால் அவர் அதைத் தொழிலாக்கிக்கொள்ளவில்லை. தாத்தாவுடன் வீட்டில் இருக்க வேண்டும் என்ற எண்ணமும் மொத்தக் குடும்பத்தையும் பார்த்துக்கொள்ள வேண்டிய பொறுப்பும் அவருக்கு இருந்தன. பெரிய குடும்பம். வீட்டில் மொத்தம் 20 பேர். அப்பாவுடன் பிறந்தவர்கள் 4 பேர். அப்பாவுடைய அக்கா இறந்து போய் விட்டார். அவர்களுக்கு 5 குழந்தைகள். அவர்களைப் பார்த்துக் கொள்ள வேண்டிய பொறுப்பும் தந்தைக்கே இருந்தது. தாத்தா தனியாள். இங்கே எல்லாவற்றையும் நிர்வகித்து, விவசாயம் செய்து, வைத்தியசாலையையும் கவனித்துகொள்ள வேண்டியிருந்தது தாத்தாவுடைய மகள் வயிற்றுப் பேரன்தான் சிதம்பரம் வைத்தியர். மகன் வயிற்றுப் பேரன் நான். தாத்தா மகாதேவ ஐயருடைய தங்கை மகன்தான் ராமகிருஷ்ணன், அவரும் வைத்தியர்தான். 87 வயதில் காலமாகிவிட்டார்.

முதன்முறை உங்களைக் காண இங்கு வந்தபோது உங்கள் அம்மா உணவிட்டது நினைவில் உள்ளது. அவரைப் பற்றிய உங்கள் நினைவுகள், ஆயுர்வேதத்தில் அவருக்கு இருந்த ஈடுபாடு பற்றிக் கொஞ்சம் சொல்லுங்கள்.

அம்மா மிகவும் பிரியமானவர். 17 வயதிலேயே திருமணமாகி வந்துவிட்டார். என் தாத்தா இதே கிராமத்தில் உள்ள வடக்குத் தெரு வீட்டுத் திண்ணையில் வைத்தியம் பார்த்துக்கொண்டிருந்தபோது அம்மா தாத்தா சொல்லும் மருத்துவக் குறிப்புகளை எழுதி கொடுப்பார். இப்படி அவர்

மேற்பார்வையில் எழுதிப் பழக்கமாகியே ஆயுர்வேதம் குறித்து அவருக்கு நல்ல புரிதல் ஏற்பட்டது. சுதர்ஸன சூரணம், அஷ்ட சூரணம், தான்வந்தர குளிகை போன்ற மருந்துகளின் வழியாக ஆயுர்வேதத்தின் மீது அசைக்க முடியாத நம்பிக்கை வந்துவிட்டது. நவீன மருத்துவம் தீங்கு விளைவிப்பது, ஆயுர்வேதமே நல்லது செய்யும் என்கிற பிடிவாதமான எண்ணமும் அவருக்கு உண்டு. நவீன மருந்துகளை அதிகம் எடுத்துக்கொண்டதில்லை. எப்பொழுதும் ஆயுர்வேத மருந்துகள்தான். ஒரு சில நேரங்களில் ஆங்கில மருந்துகளைச் சாப்பிட வேண்டிய சூழல் ஏற்பட்டதும் உண்டு. அம்மாவுக்கு மரபிலக்கியங்கள் மீது ஈடுபாடு அதிகம். திருக்குறள், நாலடியார், கீதை, செளந்தர்ய லஹரி, கந்தர் அனுபூதி, அபிராமி அந்தாதி, நாராயணீயம் என இன்னும் பல விஷயங்கள் காணாப் பாடமாகத் தெரியும். ஒருமுறை சுவாமி ஓம்காரானந்தா வீட்டிற்கு வந்திருந்தபொழுது, அவர்கள் இருவரும் மாறி மாறித் திருக்குறள் ஒப்புவித்ததை நான் பார்த்து வியந்திருக்கிறேன். அவரளவிற்கு எனக்குப் பாடம் கிடையாது. மோசமான பிள்ளை இருப்பான், மோசமான தாய் இருக்க மாட்டாள் எனச் சொல்வார்கள். எல்லாருக்கும் அவரவர் தாய் பெரியவள்தான். அம்மா வாழ்க்கையில் மிகவும் சிரமமான சூழ்நிலையில், பல இன்னல்களுக்கிடையே வாழ்ந்திருக்கிறாள். கூட்டுக் குடும்பத்திற்குள் உழைத்து என்னையும் வளர்த்திருக்கிறாள். என்னிடம் அவள் மிகுதியாக வைத்திருந்த அன்பை நான்தான் சரியாகப் புரிந்துகொள்ளவில்லை. நான் வளர்ந்தது பழைய கூட்டுக் குடும்ப முறையில். அதில் நிறைய சிக்கல்கள் இருந்தன. அந்தக் காலத்தில் வாரம் ஒருநாள் வெளியே போவது, கணவனும் மனைவியும் சேர்ந்து கோவிலுக்குப் போவது, கதாபிரசங்கங்கள் கேட்கப் போவது, குருமார்களைப் பார்க்கப் போவது போன்றவையெல்லாம் எங்கள் வீட்டில் நிகழ்ந்து நான் பார்த்ததில்லை. காலையில் எழுந்து சமைப்பார்கள், தூங்குவார்கள், திரும்பி எழுவார்கள், துணிகளைத் துவைப்பார்கள். இப்படி இயந்திர வாழ்க்கையாகவே இவர்களது வாழ்க்கை கழிந்தது. ஒரு முறை எனக்கு உடல்நிலை சரியில்லாதபொழுது விஷ்ணு சகஸ்ரநாமம் 108 முறை எழுதுகிறேன் என்று வேண்டிக்கொண்டு 108 முறை சோம்பல் இல்லாமல் எழுதித் தீர்த்தார்கள். இப்படியான ஒரு அர்ப்பணிப்பைக் காண்பது அரிது. தேனீ போல் சுறுசுறுப்பாக இருப்பார். நிறைய சமைத்து நிறையப் பேருக்குப் பரிமாறியிருக்கிறார்.

உங்களுடைய பள்ளி கல்லூரி கல்வியைப் பற்றிக் கொஞ்சம் சொல்லுங்கள்.

எனக்கு எந்தப் படிப்புமே சரியாக வரவில்லை. மதிப்பெண்களுக்காகப் படித்தேனே ஒழிய புரிந்து

படித்ததாகவெல்லாம் சொல்ல முடியாது. தெரிசனங்கோப்பில் இருந்து 2 கி.மீ தொலைவில் உள்ள பூதப்பாண்டி என்ற ஊரில் 10ஆவது வரை படித்தேன். பிறகு நாகர்கோவிலில் தொடர்ந்தேன். வேதியியல், இயற்பியல் பாடங்கள் எல்லாம் எனக்குப் பிடிக்காது. உண்மையில் அதற்குப் பயந்துதான் ஆயுர்வேதத்திற்கு வந்தேன். அங்கே எனக்கு அறிமுகமான வேதாந்தம், தர்க்க சங்கிரகம் (இந்தியத் தர்க்கவியலை தெளிவாக அறிமுகப்படுத்தும் நூல்களில் முதன்மையானது) போன்றவை மீது ஈர்ப்பு ஏற்பட்டுவிட்டது. 1986ஆம் வருடம் செப்டம்பர் 26 அன்று கல்லூரியில் சேர்ந்தேன். அப்போதெல்லாம் ஆயுர்வேதம் ஆறரை வருடம் பயிற்றுவிக்கப் படும். முதல் வருடம் ஆயுர்வேதத்திற்கு முன் தயாரிப்பு பாடங்கள் நடத்தப்படும். அதில் ரகு வம்சம், குமார சம்பவம் (காளிதாசரின் காவியங்கள்), லகு சித்தாந்தம் (சமஸ்க்ருத இலக்கண நூல்) போன்றவற்றுடன் தர்க்க சங்கிரகமும் கற்க வேண்டும். முதல் வருடத்தில் அஷ்டாங்க ஸங்கிரகம், சூத்திர ஸ்தானமும் (அஷ்டாங்க ஹ்ருதயத்தின் சற்றே விரிந்த வடிவம். இதுவும் வாக்பட்டர் இயற்றியதுதான். அஷ்டாங்க ஸங்கிரக மும் அஸ்டாங்க ஹிருதயமும் வெவ்வேறு வாக்பட்டர்கள் எழுதியது எனும் நம்பிக்கை உண்டு. சூத்திர ஸ்தானம் என்பது ஆயுர்வேத நூல்களில் முதல் பகுதி. மொத்த நூலையும் சூத்திர வடிவில் இது சுருக்கமாக அறிமுகப்படுத்தும்), பதார்த்த விஞ்ஞானமும் (ஆயுர்வேதத்தின் அடிப்படை மெய்யியலை நியாய சாத்திரத்தின்படி கற்றுக்கொடுக்கும் பாடம்) படிக்க வேண்டும். இப்போது ஸங்கிரகத்துக்கு பதில் ஹ்ருதயம் பயிற்றுவிக்கிறார்கள். ஸங்கிரகம் படித்தால்தான் தோஷங்களை நன்றாக அறிய முடியும்.

தமிழ் வழியில் பயின்றவன் என்பதினால் சமஸ்கிருத இலக்கணம் கற்க மிகச் சிரமமாக இருந்தது. புரியவில்லை, தேர்வில் தேர்ச்சியடைந்தேன். ஆனால் இலக்கணத்தின்மீதான ஆளுகையைப் பெறவில்லை, இப்போதும் அது எனக்கு ஒரு குறைதான். என்னிடம் பல குறைகள் உண்டு. அதில் சமஸ்கிருதம் ஒழுங்காகக் கற்காததனால் விரிவான விளக்கவுரை உள்ள நூல்களை ஆழமாகப் புரிந்துகொள்ள முடியாமல் போன குறையும் ஒன்று. குறிப்பாக ஆயுர்வேத ரஸாயனம் (ஹேமாத்ரி எனும் உரையாசிரியர் அஷ்டாங்கஹ்ருதயத்துக்கு எழுதிய உரை நூல்), ஸர்வாங்க சுந்தரம் (அருணதத்தர் எனும் உரையாசிரியர் அஷ்டாங்க ஹ்ருதயத்துக்கு எழுதிய உரை நூல்) போன்ற சமஸ்கிருத உரைநூல்களின் மொழிபெயர்ப்பைத்தான் படிக்க முடிகிறது. மூலத்தை வாசிக்க முடியாமல் போனதில் ஒரு வருத்தம் உண்டு. ஆனால் இந்த ஐம்பூதங்கள், முக்குற்றங்கள் போன்ற கோட்பாடுகள் எல்லாம் வைத்தியச் சூழ்நிலையில் நான் வளர்ந்ததினாலோ என்னவோ என்னுள் இயல்பாக வந்தமைந்துவிட்டன. பிரம்மம், மாயை, ஸத்யம், மித்யா,

ஸாங்கியம், யோகம் என இவையனைத்தும் முன்பே கேட்ட சொற்களாக இருந்தன. தாத்தா தினமும் வழிபாடு செய்வதைக் கண்டதுண்டு. தினமும் ஸந்தியாவந்தனம் செய்வார். வீட்டில் இப்போதுவரை சிவ வழிபாடுகள் நடக்கின்றன.

நீங்கள் எதிர்பார்த்த கல்வி கல்லூரியில் கிடைத்ததா?

ஆயுர்வேதம் என்பது நம்முடைய மெய்யறிவு சார்ந்த ஒரு சாத்திரம். அபர வித்யையிலிருந்து பர வித்யைக்கு (பர வித்யை என்பது பிரம்மத்தை அறிவதற்கான கல்வி; அபர வித்யை என்பது உலகியல் தளத்தில் உள்ள பிற அறிவுத் துறைகள்) கொண்டுபோகக்கூடிய சாத்திரம். அதாவது உலக அறிவிலிருந்து மெய்யறிவுக்கு தயாராக்கும் வகையில் நம் ஆரோக்கியத்தை மேம்படுத்தி, உடலைச் சீராக்குகிறது. சுயத்தை உணர உதவும் அறிவு. ஒரு குரு எப்படி இருக்க வேண்டும்? "சிரோத்ரவ்ய" – நன்றாகப் பாடம் கேட்டிருக்க வேண்டும். "சாஸ்திர நிஷ்டகா பிரமாணம்" – சாத்திரத்தைச் சான்று காட்டிப் பேசக்கூடியவராக இருக்க வேண்டும். "பிரயோஜ்ய யுக்தகா"–பேசினால் மட்டும் போதாது; நோயாளிகளைக் கண்டு சிகிச்சையளிக்கக்கூடியவராக, அனுபவம் வாய்ந்தவனாக, நடைமுறை அறிவு மிக்கவனாக இருக்க வேண்டும். ஆயுர்வேதப் பட்டப்படிப்பு முடித்துவிட்டு வருபவர்கள் பலரும் வயிற்றுப் பிழைப்பிற்காக வேலைக்கு வருகிறார்கள். இன்றைக்கு நான் இறுதியாண்டு மாணவன்; நாளை நான் ஆசிரியர் என்றால் அதற்கு என்ன அர்த்தம்? அவரே கஷ்டப்பட்டு முயற்சி செய்து தேர்வில் தேர்ச்சி பெற்றிருக்கிறார். அவரால் மாணவர்களுக்கு என்ன புரிதலை ஏற்படுத்த முடியும்? மாணவர்களும் தேர்வில் தேர்ச்சி அடையலாம்; அறிவு கிடைக்கும். ஆனால் ஞானம் கிடைக்காது. எல்லாவற்றையும் முக்குற்றத்தின் வெளிப்பாடாகப் பார்க்கிற பார்வையை அவரால் அளிக்க இயலாது.

நான் படித்த காலத்தில் இரண்டு பேர் தமிழ் மாணவர்கள். மற்றவர்கள் எல்லோரும் மலையாள மாணவர்கள். தமிழ் மாணவர்கள் எப்போதும் வருடா வருடம் தேர்வில் தோற்றுப்போய்விடுவார்கள். காரணம் சமஸ்கிருத அறிவு குறைவு என்பதே. அவர்களுக்கு நான் பாடம் எடுத்தேன். ஒவ்வொரு வருடமும் நான்தான் குறிப்புகள் எழுதிச் சொல்லிக் கொடுத்தேன். அவர்களைத் தேர்ச்சியடைய வைத்தேன். கேரளத்திலிருந்து வந்தவர்கள் எல்லாரிடமும் அஷ்டாங்க ஹ்ருதயம் இருந்தது. அப்போது தமிழில் அஷ்டாங்க ஹ்ருதயம் இல்லை. அன்றைய காலகட்டத்தில் அஷ்டாங்க ஹ்ருதயத்தைத் தமிழில் பண்டிதர் துரைசாமி ஐயங்கார் மொழிபெயர்த்திருந்தார். அவர் எழுதிய புத்தகத்தைத்தான் நான் படித்தேன். என்னுடன் ஷாஜி ராஜ் என்று ஒரு நண்பன் கற்றான். அவன் கேரளாவில் டாக்டர் ராகவன் அவர்களிடம் வைத்தியம் படித்து அப்போதே தான்யாம்லம் (காடி)

போன்றவை எல்லாம் செய்வான். நமக்கு இதெல்லாம் ஒன்றும் தெரியவில்லையே என்று அவனை நாங்கள் ஆச்சரியமாகப் பார்ப்போம். நாம் ஒரு பெரிய வைத்தியப் பாரம்பரியத்திலிருந்து வந்திருக்கிறோம், நமக்கு எல்லாம் தெரியும், நம்மை விட்டால் வேறு பெரிய வைத்தியசாலை இல்லை என்று ஒரு தவறான புரிதலும் அகங்காரமும் அந்தக் காலத்தில் எனக்குள் இருந்தன. வெளியில் சென்று அடி வாங்கி, திருவனந்தபுரம் சென்று எம்.டி. எனும் மேற்படிப்புக்குச் சேர்ந்து அவர்கள் வமனம் (வாந்தி சிகிச்சை) செய்வது, உத்தர வஸ்தி (மூத்திர மார்க்கம் வழியாக மருந்து செலுத்துதல்) அளிப்பது, துவரக ரஸாயனம் (துவரகம் என்பது ஒரு மூலிகை. – *Hydnocarpus laurifolia*) அதை உட்கொள்ளும் மருந்தாக அளவை ஏற்றி இறக்கி அளிப்பார்கள்) பயன்படுத்துவது என இவற்றை எல்லாம் கண்ட பின்புதான், நமக்கு ஒன்றும் தெரியவில்லையே, இவற்றை எல்லாம் கற்காமல் விட்டுவிட்டோமே எனும் உணர்வு வாட்டியது. அடித்து அடித்து சுவரில் போய் மோதி வந்த வலியில் வந்த அறிவுதான் அதிகம். அதன் பின்னர்தான் நமது வைத்தியசாலையையும் மேம்படுத்தினோம். இன்னும் கட்டமைப்பை மேம்படுத்தவும் சிகிச்சைகளை வளர்த்தெடுக்கவும் நிறைய இடம் உண்டு. உழைப்பு, படிப்பு, குருமார்களைச் சந்தித்தல், வைத்தியர்களைச் சந்தித்தல் என்று என் வாழ்க்கையை நான் மாற்றிக்கொண்டேன். நோயைக் கண்டறிதல், சிகிச்சை செய்தல் என்று முறையையும் மாற்றினேன். மருந்து செய்வதை நிறுத்திக்கொண்டேன். அது ஒரு தனித் துறை என்பதே என் எண்ணம். மருந்துகளை முனைப்புடன் செய்யத் தொடங்கினால் நோயாளிகளைப் பார்த்து நோய்களுக்கு சிகிச்சையளிப்பது குறைந்துவிடும். இரண்டும் தன்னளவில் பெரிய துறைகள்தான். ஆனால் ஏதாவது ஒன்றைத்தான் பற்றிக்கொண்டு முன்செல்ல முடியும். 92இல் இளநிலை ஆயுர்வேதப் படிப்பை முடித்தேன், 93இலிருந்து 97வரை திருவனந்தபுரத்தில் காய சிகிச்சையில் (ஆயுர்வேதத்தில் கூறப்பட்டுள்ள எட்டுப் பிரிவுகளில் ஒன்று. நவீன மருத்துவத்தில் உள்ள பொது மருத்துவ மேற்படிப்புடன் ஒப்பிடத்தக்கது) மேற்படிப்பு படித்ததனால் நோயறிதலின் மீது ஈர்ப்பு வந்துவிட்டது. பெரிய கல்லூரி, நிறைய புற நோயாளிகள். தினமும் 1000 புற நோயாளிகள்வரை அங்கு வருவார்கள்.

கல்லூரியில் படிக்கும்போது சக தமிழ் மாணவர்கள் எதிர்கொண்ட சிக்கல்தான் நீங்கள் தமிழில் ஆயுர்வேதப் பாடநூல்களை எழுதத் தூண்டுதல் என்று சொல்லலாமா?

ஆம். நிச்சயம் சொல்லலாம். தமிழ் மொழியில்தான் நான் படித்தேன், எனக்கு வடமொழி ஆற்றல் குறைவு என முன்னரே சொல்லியிருந்தேன். தமிழில் படித்துதான் நான் தேர்ச்சியடைந்தேன். தமிழ் மேல் எனக்கு தீராத பற்று உண்டு. தமிழ்கூறு நல்லுலகிற்கு ஆரோக்ய ரக்ஷா கல்பத்ருமம், ஸஹஸ்ரயோகம்

போன்ற புத்தகங்கள் பரிச்சயம் இல்லை. மலையாளம் தெரியாதவர்கள் படிக்கட்டுமே என்று எழுதினேன். பழைய கையெழுத்துப் பிரதிகளை வெளியில் கொண்டுவந்தேன். எனது தமிழ்ப் படைப்புகளில் முக்கியமானது திரிதோஷ மெய்ஞான தத்துவ விளக்கம். ஆயுர்வேதத்தின் அத்தனை அம்சங்களையும் உள்ளடக்கி எழுதப்பட்டது. தமிழில் புத்தகங்கள் அதிகமாக விற்கவில்லை என்றாலும் ஆங்கிலப் புத்தகங்கள் நன்கு விற்பனையாகின்றன. தமிழ் தமிழ் என்று சொல்பவர்கள் நூறு ரூபாய்க்குப் புத்தகம் வாங்கத் தயங்குகிறார்கள். அதுவும் தள்ளுபடி விலையில் வாங்க நினைக்கிறார்கள். மூன்றுக்கு ஒன்று இலவசமாக வேறு கேட்கிறார்கள். இதுதான் நிலை.

தென்னகத்தில் தலைசிறந்த ஆயுர்வேதக் கல்லூரிகளில் ஒன்று என திருவனந்தபுரம் ஆயுர்வேதக் கல்லூரியைச் சொல்வார்கள். அங்கே உங்களது மருத்துவ மேற்படிப்பு கால அனுபவங்கள் எத்தகையவை?

அங்கிருந்த நாட்கள் முழுக்க முழுக்கப் படிப்பிலேயே கழிந்தன. காய சிகிச்சைப் பிரிவுக்கு மொத்தமே ஆறு இடங்கள் தான். அதில் கோட்டக்கல் கல்லூரியில் முதல் மதிப்பெண் வாங்கியவர், திருப்புணித்துறை கல்லூரியில் முதல் மதிப்பெண் வாங்கியவர், வெங்கட்ரமணா கல்லூரியில் முதல் மதிப்பெண் வாங்கியவர் (நான்), கோயம்புத்தூர் கல்லூரியில் முதல் மதிப்பெண் வாங்கியவர் என ஒவ்வொருவரும் ஒவ்வொரு கல்லூரியில் முதல் மதிப்பெண் பெற்றவர்கள்தான். இப்படி அனைவரும் ஒரு வகுப்பில் இருக்கும்போது ஒருவருக்கு ஒருவர் கடும் போட்டியாளராக இருந்தோம். அதனால் உயிரைக் கொடுத்துப் படித்தோம். காலையில் 7 மணிக்கு உள்நோயாளி பிரிவுக்குச் சென்றோம் என்றால் இரவு 7 மணி வரைக்கும் நோயாளிகளுடன்தான் இருப்போம். ஒரு வழிபாடு அல்லது வேள்வியைப் போல்தான் தினமும் இதில் ஈடுபட்டேன். எனக்கு இப்போது 51 வயது ஆகிறது. இதுவரையிலான என் வாழ்வில், காய சிகிச்சை மேற்படிப்பு படித்த அந்த மூன்று ஆண்டுகாலம்தான் என்னை ஒரு வைத்தியனாக்கியது என நம்புகிறேன். டாக்டர் வைத்யநாதன் சார் எனக்கு முக்குற்றங்களை (வாத பித்த கபம் ஆகிய மூன்றையும் முக்குற்றம் அல்லது திரிதோஷம் என சொல்வார்கள்) கோடிட்டுக் காட்டி, அடிப்படை அறிவை அளித்து உயிரோட்டம் கொடுத்தார். ஆனால் அதை வளப்படுத்தியது திருவனந்தபுரம் கல்லூரிதான். அந்தப் பாடமுறை உயர்ந்தது.

திருவனந்தபுரம் பாடமுறைக்கும் தமிழகப் பாடமுறைக்கும் உள்ள முக்கியமான வேறுபாடு என்ன?

அஷ்டாங்க ஹ்ருதயத்திற்கு அதிக முக்கியத்துவம், அடிப்படைத் தத்துவங்களை மனப்பாடம் செய்வது, புத்தகத்தில்

சொல்லியிருப்பதை சாத்திரச் சான்றாக கொண்டு சிகிச்சை செய்வது; குறிப்பாக அஷ்டாங்க ஹ்ருதயத்தின் ஒவ்வொரு வரிக்கும் முக்கியத்துவம் கொடுப்பார்கள். சோதனத்திற்கு முக்கியத்துவம் கொடுப்பது – இவை யாவும் கேரளப் பாட முறையின் தனித்தன்மைகள் எனச் சொல்லலாம். தமிழ்நாட்டில் சோதனம் குறைவு. முன்பு விரேசனம் (பேதி சிகிச்சை), பிரதிமர்ஷ நஸ்யம் (தினமும் மூக்கில் மருந்து விடுவது) தவிர வேறு எதுவும் செய்த மாதிரி தெரியவில்லை.

அதிக சூடு காலத்தில் சென்னையில் வமனம் (வாந்தி சிகிச்சை) போன்றவற்றைச் செய்ய முடியாது. அந்தக் காலத்தில் வஸ்தியே (மல துவாரத்தின் வழியாக மருந்து செலுத்திக் குடலை சுத்தம் செய்யும் சிகிச்சை) இங்கு பிரபலம் கிடையாது. தமிழகத்திற்கு வஸ்தி சிகிச்சையைப் பரவலாக்கியதில் எனக்குப் பங்கு உண்டு. எனக்கு முன்னர் ஒன்று இரண்டு பேர் செய்திருக்கலாம். 40, 42 வகை வஸ்தி சிகிச்சைகளை அறிமுகப்படுத்தினோம்.

தமிழக – கேரள பாடமுறை பற்றிச் சொன்னீர்கள். பொதுவாக கேரள ஆயுர்வேதம், வட இந்திய ஆயுர்வேதம் என இரண்டு பாணிகள் உள்ளதாக ஒரு நம்பிக்கை நிலவுகிறது. அவற்றுக்கு இடையேயான உறவும் விலகலும் எத்தகையன?

மேலே சொன்னதுபோல் கேரள ஆயுர்வேதம் முக்கியமாக அஷ்டாங்க ஹ்ருதயத்தை ஆதாரமாகக் கொண்டது. அடிப்படைத் தத்துவங்கள் வலுவாக இருக்கும். மூலிகைகளின் பிரயோகங்கள் அதிகம். ரஸ மருந்துகளும் உண்டு. ஸகஸ்ர யோகத்தைப் போல நிறைய உள்ளூர் ஆயுர்வேதப் புத்தகங்கள் அவர்களிடம் உண்டு. ஒரு மருந்து பரிந்துரைக்கிறோம் என்றால் ஏன் பரிந்துரைக்கிறோம் என்று அவர்களால் தர்க்கப்பூர்வமாக விளக்க முடியும்.

வட இந்தியர்களாலும் சொல்ல முடியும். ஆனால் அவர்கள் சரக, சுஸ்ருத, வாக்படத்தில் உள்ள மருந்துகளைக் கையாள்வதில்லை. ரஸ மருந்துகளை (பாதரசம், உலோகங்கள், தாதுக்கள் பயன்படுத்தும் மருத்துவமுறைக்கு ரஸ சாத்திரம் என பெயர்) அதிகமும் பயன்படுத்துகிறார்கள். ரஸ மருந்துகள் வேலை செய்யும் என்பது உண்மைதான். ஆனால் மிகப் பெரிய அளவில் வேலை செய்யும் என்றெல்லாம் சொல்ல முடியாது. அதிலும் தங்கம் சேர்ந்த மருந்துகள் எல்லாம் விலை சற்று அதிகமாகிவிட்டது. பிரஹத் வாத சிந்தாமணி, யோகேந்திர ரஸம் போன்றவையெல்லாம் இன்று பரிந்துரைக்க முடியாத அளவுக்கு விலை அதிகம். வட இந்திய மருத்துவர்கள் சரளமாகப் பரிந்துரைக்கிறார்கள். வட இந்திய மாணவர்கள் எனது வகுப்புகளை மிகவும் விரும்பிக் கேட்கிறார்கள். இங்கு வந்து படிக்க வேண்டும் என்றும் ஆர்வமாகப் பேசுகிறார்கள். அங்கு பிரமாதமாக சரகத்திற்கு விளக்கவுரை அளிப்பார்கள்.

எல்லா விளக்கவுரைகளையும் நன்கு கற்றிருப்பார்கள். ஆனால் கொடுக்கும் மருந்துக்கும் சரகத்திற்கும் தொடர்பே கிடையாது. இரண்டு பாணிகளுமே தேவையானதுதான். இரண்டில் உள்ள நல்லதை எடுத்துக்கொண்டு சிகிச்சையை முன்னெடுக்க வேண்டும். வட இந்தியா, தென்னிந்தியா என்றெல்லாம் பிரித்துப் பார்க்க வேண்டியதில்லை.

வஸ்தி சிகிச்சையைப் பரவலாக்கியதைப் பற்றிச் சொன்னீர்கள். நான் கல்லூரியில் படிக்கும்போது வஸ்தி பற்றி நீங்கள் எடுத்த வகுப்பில் பங்கேற்றுள்ளேன். மிகச் சிறந்த அனுபவம். வஸ்தி பற்றிய நூலும் மிக நல்ல ஆக்கம். உங்களுடைய தனித்துவமான பங்களிப்பு என வஸ்தி சிகிச்சையைச் சொல்லலாம். வஸ்தி மீது இத்தகைய ஆர்வம் ஏற்பட்டது எப்படி?

திருவனந்தபுரத்தில் டாக்டர் சங்கரன் குட்டி என்ற ஒரு பெரியவர் எனக்குத் துறைத் தலைவராக இருந்தார். மிகப் பெரிய ஆளுமை. சிகிச்சையில் ஜாம்பவான். இடுப்பு வலி, கை, கால் வலி, முடக்குவாதம் போன்ற நோய்கள் எல்லாம் அவர் சிகிச்சையில் குணமடைவதைக் கண்களால் பார்த்திருக்கி றேன். யாபனா வஸ்தி (கஷாயத்தால் அளிக்கப்படும் ஒரு வகை பலமூட்டும் வஸ்தி) செய்து கர்ப்பமடைவது, சுக்கிலத்தினுடைய (விந்தணுக்களுடைய) அளவு கூடுவதை எல்லாம் கண்டிருக்கிறேன். அந்த அனுபவத்தைக் கண்ட வகையில், இதில் பலன் இருக்கிறது; சுலபமாக இருக்கிறது; உள் மருந்து கொடுப்பதில் உள்ள சிரமம் இல்லை, கசக்கிறது என நோயாளி முகம் சுளிக்கமாட்டார். காலையில் சிகிச்சைக்கு வந்தால் சிகிச்சையை முடித்துக்கொண்டு மதியம் வீடு திரும்பி விடுகிறார். சிகிச்சையின் பலனால் பலர் குணமாவதைப் பார்த்தபோது வஸ்தியில் ஆர்வம் ஏற்பட்டது. அதன் பிறகு நூலில் கூறப்பட்டுள்ள எல்லா வஸ்திகளையும் பயன்படுத்தினோம். உத்தர வஸ்தி (பொதுவாக வஸ்தி ஆசன வாய் வழியே செலுத்தப்படும். உத்தர வஸ்தி ஆண் குறி அல்லது யோனி வழியாகச் செலுத்தப்படும்) வரைக்கும்கூடச் செய்துபார்த்தோம். இப்பொழுது முன்பைப்போல் நானே முன்னின்று செய்வது இல்லை. குறைத்துக்கொண்டேன். என்னுடைய மாணவர்களே இப்போது முன்னின்று செய்கிறார்கள். நம் வைத்தியசாலையில் தினமும் வஸ்தி சிகிச்சை இப்போதும் நடக்கிறது.

ஆயுர்வேதத்தில் குருவின் பங்கு முக்கியமானது. உங்களின் குருநாதர் வைத்யநாதன் சார் பற்றி நீங்கள் சொல்லும்போதெல்லாம் உணர்ச்சிவசப்படுவதைக் கண்டிருக்கிறேன். அவருடைய சிகிச்சை முறைகள்பற்றி நீங்கள் வெவ்வேறு தருணங்களில் கூறியவை நினைவில் உள்ளன. உங்கள் வாழ்வில் அவருடைய முக்கியத்துவத்தைப் பற்றிக் கொஞ்சம் சொல்லுங்கள்.

ஆயுர்வேதத்தை உடல் தளத்தில் அணுகுவது என்பது ஒன்று, வாழ்க்கைமுறையாகப் பின்பற்றி அந்த அறிவிலிருந்து உரையாடுவது என்பது முற்றிலும் வேறொன்று. பர வித்யா, அபர வித்யா நோக்கில் விடுதலைக்காக ஆரோக்கியத்தைச் சீர்ப்படுத்திக்கொள்வது என்பதை முதன்மை இலக்காகக் கொள்பவர்கள் அரிது. ஆயுர்வேதம் புத்தக அறிவு மட்டுமல்ல. சமஸ்கிருதம் கற்று, பாணினி படித்து, வேத பாடம் கேட்டு, உபவேதமாகிய ஆயுர்வேதத்தை அறிந்து, கர்நாடக சங்கீதம் பயின்று, ஜோதிடமும் கற்று, சிவ பூஜை செய்து, வழிபாட்டை சிகிச்சையிலும் புகுத்தி, மரணிப்பதற்கு முந்தைய நாள் வரை எந்த மருந்து நிறுவனத்தாரையும் உள்ளே விடாமல், தன்னுடைய மருந்தைத் தானாக செய்து சமாதி அடைந்தது என முழுமையான ஆயுர்வேதியாக வாழ்ந்தவர் என் குருநாதர். இவை எல்லாம் வெளிப்பார்வைக்குத்தான். உள்பார்வையில், அவர் ஒரு சக்தி சாந்தர். சாமானியருக்கும் புரியும் வகையில் தெளிவாக பாடம் சொல்வார்.

வாத வியாதிக்கு (வாத நோய் பற்றிய அத்தியாயம் நாமறிந்த பக்கவாதம் பற்றியது மட்டுமல்ல; பல்வேறு நோய்களின் தொகுப்பு. வாதக் குற்றத்தால் ஏற்படும் நோய்களுக்கு பொதுப் பெயர் வாத வியாதி) தேர்வு நடத்தினார். அஷ்டாங்க ஹ்ருதயத்தில் 50 ஸ்லோகங்களுடன் விரிவாக விடை எழுதியிருக்கிறேன். ஆனால் குறைந்த மதிப்பெண்களே அளித்திருந்தார். எனக்கு அவர் மேல் கடும் கோபம். அழுகை பொத்துக்கொண்டு வருகிறது. அவரிடம் சென்று 'என்ன சார் இது? இவ்வளவு எழுதியிருக்கேன். நீங்க இந்த மாதிரி மதிப்பெண் போட்டிருக்கிறீர்களே? இது நியாயமா?' என்றேன். அவர் அதற்கு "குறுந்தொட்டியும் இருக்கு, சிற்றரத்தையும் இருக்கு, மெலிந்த உடலுடையவனுக்கு குறுந்தொட்டி கொடுக்க வேண்டும். குண்டாக இருப்பவனுக்குச் சிற்றரத்தை கொடுக்க வேண்டும். தாதுக்ஷயத்தில் (உடலில் தாதுக்கள் குறையும் நிலை) குறுந்தொட்டி கொடுக்க வேண்டும். ஆவரணத்தில் (முக்குற்றங்கள் ஒன்றையொன்று மூடிய நிலை) சிற்றரத்தை கொடுக்க வேண்டும். நோய் தொடக்கத்தில் சிற்றரத்தை கொடுக்க வேண்டும். நாள்பட்ட நிலையில், குறுந்தொட்டி கொடுக்க வேண்டும். இது இனிப்புச் சுவை; வாத பித்தத்தை கட்டுபடுத்துவது, அது கசப்பு, கார்ப்பு; கப வாதத்தைக் கட்டுப்படுத்தும். வாத பித்தத்திற்கும் கப வாத சமனத்திற்கும் வாயுவினுடைய சேர்க்கைக்கும் பிரிவு தெரியாமல் இப்படி குக்குலு திக்தகம் (மருந்து பெயர்) ஸ்லோகம் எழுதி வைத்திருக்கும் உனக்கு எப்படி மதிப்பெண் போடுவது?" என்றார். "மதிப்பெண்கள் இருக்கட்டும். இப்படி ஒரு சிந்தனைச் சரடு உனக்குள் உள்ளதா?" என்று கேட்டார்.

வாதமும் சீதம் (குளிர்ச்சி), கபமும் சீதம், வாதம் ரூக்ஷ (வறட்சி) சீதம், அபதர்ப்பண (குன்றச்செய்யும்) சீதம், கபம்

ஸ்நிக்த (பசைத்தன்மை) சீதம், ஸந்தர்ப்பண (வளம் பெருக்கும்) சீதம். வாதம் லகு, பித்தம் லகு, பித்தம் ஸ்நிக்தம், உஷ்ண ஸ்நிக்தம், அபிஷ்யந்தி (ஓட்டத்தைத் தடை செய்வது), சீத ஸ்நிக்தம் கபம், சீத ஸ்நிக்தம் ஹேமந்த (முன்பனிக்காலம்) ருது, உஷ்ண ஸ்நிக்தம் வசந்த (வசந்த காலம்) ருது, சீத ரூக்ஷம் வர்ஷ ருது (கார்காலம்). இந்தக் கணக்குகளைக் கொண்டு எனக்கு இரண்டு மாதம் வகுப்பு எடுத்தார். எடுக்க எடுக்க உள்ளே இருந்த அழுக்குகள் எல்லாம் போய் எதைப் பார்த்தாலும் இந்த குணங்களின் கலவையை கொண்டு ஸம்பிராப்தி (நோய்க் குறியியல்) எழுதுகிற பழக்கம் வந்தது.

ஹாரிஸனில் இருந்து ஒரு நோய் சொல்லுங்கள். பிரைமரி இடியோபதிக் த்ரோம்போசைட்டோபீனிக் பர்புரா (*Primary Idiopathic Thrombocytopenic Purpura* – ரத்தத்தில் உள்ள தட்டணுக்கள் குறைவதால் ரத்தம் உறைவதில் குறைபாடு ஏற்படும். தோலுக்கு அடியே கருநீலத் திட்டுக்களைக் காண முடியும்) என்று சொன்னால் பித்தத்தினுடைய உஷ்ண (சூடு) தீக்ஷ்ணம் (துளைக்கும் தன்மை) ரஸ ரக்த தாதுவில் (ஆயுர்வேதத்தில் ஏழு தாதுக்கள் சொல்லப்பட்டுள்ளன: ரஸம், குருதி, மாமிசம், மேதஸ் என்கிற கொழுப்பு, அஸ்தி என்கிற எலும்பு, மஜ்ஜை, சுக்கிலம்) விதக்தத்தை (எரிவு) உண்டாக்கக் கூடிய ஒரு நோய். கசப்புச் சுவையைத் தீர்வாக எடுக்க வேண்டும். ஏனென்றால் அது சீத வீர்யம் ரூக்ஷம் (குளிர்ச்சி, வறட்சி), இதுதான் கணக்கு என்று சொல்லிவிடுவேன். இந்த அகமாற்றம் ஏற்பட்டதினால் தன்னியல்பாகத் தடையின்றி உள்ளிருந்து இப்படி வெளிப்படுகிறது. அறியாமை என்ற இருளில் வாழ்ந்து கொண்டிருந்த எனக்கு விளக்காக வெளிச்சம் அளித்து, அவரது ஞானத்தால் என் அறியாமையைக் குணப்படுத்தி என் கையைப் பிடித்துக் கூட்டிகொண்டு போனவர் அவர். ஒரு கருத்தரங்கில் ஸ்நேகம் (எண்ணெய், நெய் போன்ற பிசுக்குத்தன்மை கொண்ட மருந்துகளைப் பயன்படுத்திச் செய்யும் சிகிச்சை ஸ்நேகம் என சொல்லப்படுகிறது) என்ற வார்த்தையைப் பற்றி இரண்டு மணி நேரம் உரையாற்றினேன். அவர் கண்களில் நீர் பெருகியது. சீடன் அடைகிற வெற்றியே குருவிற்குப் பெருமை என்றார். அந்த வார்த்தையை எவர் சொல்வார்? இந்த மாதிரி சிகிச்சையில் நிறைய அனுபவங்களைச் சொல்வது பொதுவாக சாத்தியமில்லை.

ஒரு தடவை வெள்ளி பற்பம் கிடைக்கவில்லை. அப்பொழுது அவர், “கிருஷ்ணா ஸ்வீட்ஸ் கடையில் போய் சில்வர் ஃபாயில்ஸ் வாங்கிக்கொண்டு வந்து அதில் ஒரு பத்து ஃபாயில்ஸ் சுகுமார கிருதம் வைத்து பிராத கவள போஜ்யகா (மருந்தை உணவுடன் சேர்த்து முதலில் எடுப்பது) முறையில் சாப்பிடச் சொல்” என்றார். வஸா (மாமிசக் கொழுப்பு) மஜ்ஜா (மஜ்ஜை) கலந்து மகா ஸ்நேகம் செய்ய வேண்டும்

எனும்போது வஸா சேர்க்க முடியாது என்பதால் மீன் எண்ணெய்யும் வஸைதான்; ஆகவே மீன் எண்ணெய் (*Cod liver oil*) வாங்கிச் சேர்க்கச் சொன்னார். என்ன மாதிரி நடைமுறை அறிவு அவருக்கு? ஒருநாள் ஆட்டோவில் சுடுகாடு பக்கம் கூட்டிக்கொண்டு போனார். இந்தச் செடிதான் (நிரூரீயம்) புல்லாஞ்சி வேர். நிரூரீயாதி குளிகை பிரமேஹத்தில் (மேக நோயில் – நீரிழிவு மேக நோய்களில் ஒன்று) சொல்லப் பட்டிருக்கிறது என்றார். நான் அவரிடம் “சார் ராத்திரி 7 மணிக்கு இத்தனை அவசரமாக இங்கே எதற்கு அழைத்து வந்தீர்கள்?” என கேட்டபோது, “அடுத்த தடவை நான் (அவர்) இருக்க மாட்டேன். உனக்கு சொல்லித்தர ஆள் இருக்காது” என்றார். எப்படிப்பட்ட கருணையுள்ளம் அது? இவர்தான் நம்முடைய முதல் குரு என்று தீர்மானம் செய்துகொண்டேன். இன்று நான் நன்றாக இருப்பதற்கு அவரும் ஒரு காரணம்.

உலகம் முழுவதும் உரையாற்றியிருக்கிறோம். திருவனந்தபுரம், கோட்டைக்கல், ஜாம் நகர், இப்படி ஆயுர்வேதத்திற்குப் பேர்போன மையங்களில் பேசியுள்ளோம். ஒரு ஆயுர்வேத மருத்துவருக்கு ஆகக் கடினமான சவால் என்பது இம்மையங்களுக்குச் சென்று அங்குள்ள அறிவுஜீவி மருத்துவர்களை எதிர்கொள்வதுதான். அவர்களைக் கையாள்வது எளிதல்ல; வியாக்யானம் (விளக்கவுரை) படித்து விட்டு வந்துவிடுவார்கள். நாம் அதற்கும் மேல் செல்வோம். வைத்யநாதன் சார் போட்ட பிச்சையினால்தான் இதெல்லாம் சாத்தியமானது. எந்த பயமும் இல்லை; கருத்தரங்கம் முடிந்த பிறகு இந்த மாதிரி ஒரு வகுப்பை கேட்டதில்லை என்று பலரும் கூறுவார்கள். இந்தப் பாட முறையில் குணம் போடுவதுதான் நுட்பமான விஷயம். அதுவும் பின்னிப் பின்னிப் போடுவது மிக அரிய செயல். இவையெல்லாம் அவர் எமக்குக் கற்றுத் தந்த முறை.

ராஸ்னா சப்தகம் (சிற்றரத்தையும் இன்னும் ஆறு மூலிகை களையும் கொண்ட கஷாய மருந்து; வாத நோய்களுக்குப் பொதுவாக அளிக்கப்படுவது) கசப்பு, கார்ப்பு சுவை, சூடு, கபவாதஹரம் (கபத்தையும் வாதத்தையும் கட்டுப்படுத்தும்), திரிக விசேஷத்துவம் (இடுப்பு வலிக்கு உகந்தது); தான்வந்தரம் வாத பித்த சமனம், இனிப்புச் சுவை, மெலிந்த தேகத்துக்கு கொடுப்பது, அபிகாத விசேஷத்துவம் (அடிபடுவதால் வரும் காயங்களுக்கு உகந்தது) இப்படி மாலைக்குப் பூ தொடுப்பது போல் குணம் போடும்போது அப்படியே சொக்கிப் போய்விடுவார்கள். காருக்குறிச்சி நாதஸ்வரம் வாசித்தால் எப்படி சொக்கிப் போய்விடுவார்களோ, அப்படி. மதியம் 2.30 மணிக்கு வகுப்பு என்றால்கூட அப்படியே நன்கு விழித்துக்கொண்டு மெய்மறந்து கேட்டுக்கொண்டு இருப்பார்கள். இது வெறும் பேச்சல்ல; அவர்களுக்குப்

புரியும்போதுதான் அதனுடைய ஆழமும் நுட்பமும் தெரியும். 'யான் பெற்ற இன்பம் பெறுக இவ்வையகம்' என்று திருமூலர் சொன்னதுபோலப் படித்ததைப் பகிரும்போது அனுபவம் மேலும் பெருகத்தானே செய்யும்.

உண்மை. நான் பல வகுப்புகளை நேரில் கேட்டிருக்கிறேன். ஒவ்வொரு முறையும் புதிதாகப் பல கதவுகள் திறக்கும். கேட்டுக் கொண்டிருப்பவர்களின் ஆர்வத்திற்கு ஏற்ப உரை விரிந்தபடி இருக்கும். நீங்கள் எந்த நோய்க்கும் 'குணம்'போட முடியும் என சொன்னபோது ஆயுர்வேதம் என்பதுகூட ஒரு கணக்குத்தான் எனத் தோன்றியது. கணக்குடன் நெருங்கிய தொடர்புடையது. ஒப்பு நோக்க நவீன மருத்துவத்தில் கணக்குக்கான இடம் மிகக் குறைவு என்றும் தோன்றுகிறது. திரிதோஷ கணிதம் (tridoshic mathematics) என்றுகூடச் சொல்கிறார்கள். அதைப் பற்றிக் கொஞ்சம் விளக்கமாகச் சொல்ல முடியுமா?

முழுக்க முழுக்க குண சித்தாந்த அறிவால் புரிந்து கொள்ளப்பட வேண்டிய விஷயம். எப்படி சங்கீதத்தில் ஸ்வரங்கள் முக்கியமோ, அப்படி ஆயுர்வேதத்தில் குணங்கள் முக்கியம். ஒரு ஆயுர்வேத மருத்துவரால் அதை ஏன் கணக்கு என்று சொல்கிறேன் என்பதைப் புரிந்துகொள்ள முடியும். ஆனால் பொதுமக்களால் புரிந்துகொள்ள முடியுமா? தெரியவில்லை. "தத்ர ரூக்ஷா லகு சீதம், கர சூட்சும சலா அனிலா" (வறட்சி, எடையின்மை, குளிர்ச்சி, கரட்டுத்தன்மை, நுண்மை, அசைவு இவை ஆறும் வாதத்தின் இயல்புகள்). இவற்றுக்கு எதிர் இயல்புகளைப் போடுவோம். ஸ்நிக்தம் (பிசுக்குத்தன்மை), குரு (கணம்), உஷ்ணம் (சூடு). அது வாதத்தை மட்டுப்படுத்துவதற்கான சிகிச்சை. இவ்வளவுதான் சாத்திரம். கர சூக்ஷ்ம சலம். இதில் கரம் என்பது கரடுமுரடான தன்மை (*he is a rough fellow*). சூட்சுமம் என்பது திறந்த மனம் இல்லாமை (*he is not open minded, he is not magnanimous*). சலம் என்பது மாறக்கூடியவன், நம்பகத்தன்மை இல்லாதவன், இவனிடம் நட்பு கொள்ளக் கூடாது. சஞ்சல மனம் என சொல்கிறோமே அதுதான். இந்த இடத்தைப் புரிந்துகொள்ள குருவின் உதவி தேவைப்படுகிறது. இம்மூன்றும் மனம் சார்ந்த இயல்புகள்; புலனால் அறிவது சுலபமல்ல. கரம் என்பதை பார்க்க முடியாது. சூட்சுமம் என்பதைப் எப்படிப் பார்ப்பது? நெய்க்கு சூட்சுமம் என்கிற இயல்பு சொல்லப்பட்டுள்ளது. இந்த இயல்பினாலேயேதான் அது மனோவக ஸ்ரோதஸில் (உடல் முழுக்கப் பல்வேறு நாளங்கள் ஓடுவதாக ஆயுர்வேதம் சொல்கிறது. அவற்றை ஸ்ரோதஸ் என்கிறது. மனம் புழங்கும் பாதையை மனோவக ஸ்ரோதஸ் என்கிறது ஆயுர்வேதம்) புத்தி தளத்தில் வேலை செய்கிறது. அபஸ்மாரம் (வலிப்பு), உன்மாதம் (உன்மத்தம் – மனநோய்), அதத்வாபினிவேஷம் (ஒருவித மனப்பிரமை நோய்) போன்ற நோய்களின் சிகிச்சையில்

ஒரு கஷாய மருந்து கூடச் சொல்லவில்லை என்பதை கவனிக்க வேண்டும். மனநோய்களுக்கு ஆயுர்வேதம் முழுக்க முழுக்க நெய் மருந்துகள்தான் பரிந்துரைக்கிறது. 20 நெய் மருந்துகள் வரை சொல்லலாம். ஸாரஸ்வதம், மஹா ஸாரஸ்வதம். பிரம்மி, சேதஸம், மஹா சேதஸம், பஞ்ச கவ்யம், மஹா பஞ்சகவ்யம், ஹிங்குசவ்வர்சலாதி, லசுனாதி, மகா பைசாசிக கிருதம் என்று பல நெய் மருந்துகள் உள்ளன. நவீன அறிவியலின்படி எந்தப் பொருளாயினும் அது கொழுப்பில் கரைவதாக இருந்தால் மட்டுமே மூளையில் இரத்தத் தடுப்பைத் தாண்ட முடியும் எனச் சொல்கிறது. நம் ஆசிரியர்கள் நெய்க்கு தான் மேத்யம் (அறிவை வளர்க்கும் தன்மை) உள்ளதாக சொன்னார்களே தவிர கஷாயத்திற்குச் சொல்லவில்லை. எனக்குத் தெரிந்து ஒரே ஒரு கஷாயம் மட்டுமே இந்த வகை நோய்களுக்குச் சொல்லப்பட்டுள்ளது. அது ஸம்ஞா ஸ்தாபன (சுய நினைவை நிலைநிறுத்தும்) கண கஷாயம். சரக ஸம்ஹிதை சூத்ர ஸ்தானம் 4ஆவது அத்தியாயத்தில் குறிப்பிடப்பட்டுள்ளது. ஆனால் யாரும் அவ்வளவாகப் பயன்படுத்துவதில்லை.

நாம் சுய அறிவைப் பயன்படுத்தி மருந்துகளை அளிக்கிறோம். வறட்சி இயல்பு அதிகரித்த ஒரு நிலையில் அதற்கு எதிர் இயல்பான ஸ்நிக்தம் (பிசுக்குத்தன்மை) தான் கொடுக்க வேண்டும் என்பது ஒரு கணக்கு. குளிர்ச்சி என்கிறோம், வறட்சி இயல்புடன் சேர்ந்த குளிர்ச்சியும் உண்டு; ஈரத்தன்மை கொண்ட குளிர்ச்சியும் உண்டு. எதைத் தேர்வு செய்கிறோம் என்பதும் ஒரு கணக்குதான். சிகிச்சை புரியும் பொழுதுதான் இந்தக் கணக்கு வெளிப்படும். மூட்டில் வலி வருகிறது. ஸ்தானிக தோஷம் (அவ்விடத்திற்கு உரிய முக்குற்றம்) கபம், ஆகந்துக தோஷம் (அங்கே நோயை உண்டாக்க வந்து சேர்ந்த முக்குற்றம்) வாயு. ஸ்தானிக தோஷமும் குளிர்ச்சி இயல்புடையது, ஆகந்துக தோஷமும் குளிர்ச்சி இயல்புடையது. சூட்டியல்பு கொண்ட எண்ணெயைத் தேர்ந்தெடுக்க வேண்டும். நாராயண தைலம் எடுக்கலாமா? கூடாது. அதிலுள்ள சதாவரி (தண்ணீர் விட்டான் கிழங்கு) சீத (குளிர்ச்சி) வீர்யம்; பிண்ட தைலமும் சீத வீர்யம்தான். ஆகவே அதுவும் கூடாது. கொட்டம் சுக்காதி உஷ்ண வீர்யம். ஆகவே எடுக்கலாம். இதுதான் கணக்கு. கழுத்து வலி என்றால் கபத்தின் இடத்தில் வாதம் பெருகுகிறது என்பதால் தொடக்கத்திலேயே எண்ணெய் பயன்படுத்தக் கூடாது. கபம் ஸ்நிக்த இயல்புடையது என்பதால் பூச்சு சிகிச்சை செய்ய வேண்டும். (பொடியைக் குழைத்துப் பூசுவது). இடுப்பு வலி என்றால் வாதத்தின் இடத்திலேயே வாதம் அதிகரிக்கிறது. நேரடியாகவே எண்ணெய் பயன்படுத்தலாம். இப்படியாக ஆயுர்வேதத்தில் லட்சக்கணக்கான கணக்குகள் உள்ளன, இதைத்தான் திரிதோஷ கணிதம் என்கிறோம். இது கஷ்டமான பல்லவிக்கு மிருதங்கம் வாசிப்பது மாதிரி.

ஆயுர்வேதப் பின்புலம் அற்றவர்களுக்கு இந்தக் கணக்கைப் புரிந்துகொள்வது சற்று சவாலாக இருக்கலாம். இப்போது வேறொரு கேள்வி. நவீன மருத்துவ அறிவியலை நம் ஆயுர்வேத மருத்துவர்களில் ஒரு சாரார் தீண்டத்தகாததாகக் கருதுகிறார்களே? இந்த நோக்கை எப்படிப் பார்க்கிறீர்கள்?

இது நடந்ததும் வைத்யநாதன் சாருடன் இருந்தபோது தான். ஒரு 22 வயது இளைஞன், கடும் அசதி, உடல் எடை சரசரவெனக் குறைகிறது எனச் சொல்லிக்கொண்டு வந்தான். வைத்யநாதன் சார், அவனுடைய நோயை க்ஷயம் (தேகம் வற்றிப்போதல்) என்று கண்டறிந்து, அக்னி தீபனம் (பசியைத் தூண்டுதல்), ஸ்ரோதோ சோதனம் (நாளசுத்தி), ப்ரும்ஹணம் (உடலைத் தேற்றுதல்), லேசான விரேசனம் (பேதிக்கு) என சிகிச்சை அளித்தார். சியவன பிராசம், கூஷ்மாண்டம் (வெண்பூசனி) என ரசாயனமாக (ஆயுர்வேதத்தில் ரசாயனம் என்பது ஆங்கிலத்தில் கெமிக்கல் எனும் பொருளில் பயன்படுத்தப்படவில்லை; காயகல்பம் எனும் பொருளில் பயன்படுத்தப்படுகிறது) சாப்பிட்டுக் கொண்டே இருந்தான். ஆயுர்வேத ரீதியாக அப்பழுக்கற்ற சிகிச்சை அது. ஒவ்வொன்றையும் சரியாகச் செய்தார். ஆனால் ஒருநாள் மயங்கி விழுந்தான். நவீன மருத்துவமனைக்குக் கொண்டு சென்றார்கள். சர்க்கரையின் அளவு 680. சர்க்கரை நோயின் முற்றிய நிலை (diabetic ketoacidosis – இன்சுலின் இல்லாத நிலையில் சர்க்கரை அளவு மிக அதிகமாகி கீட்டோன்களை உடல் அதிகம் உற்பத்தி செய்து ரத்தத்தில் அதன் அளவை அதிகரிக்கும் ஆபத்தான நிலை) இருந்தது இவர் கொடுத்த லேகியம் அனைத்தும் வீணாகப்போயின. எவ்வளவு பெரிய மனிதர்? அவர் சிகிச்சையிலேயே தவறு நிகழ்ந்துவிட்டதே. அது அவர் தவறில்லை அவருக்கு இது கற்றுக் கொடுக்கப்படவில்லை. ஆகவே அவர் கணக்கில் கொள்ளவில்லை தவறிபோனது. இப்படிப்பட்ட சூழல்களில் நவீன மருத்துவம் கற்றால்தான் இந்தத் தவறுகள் குறையும். நான் அப்போதே டேவிட்சன் பாடப் புத்தகத்தை வாங்கி விட்டேன். அதன் பிறகு பல சூழ்நிலைகளில் இந்த அணுகுமுறை பலன் அளித்துள்ளது. தவறாகவும் போயிருக்கிறது. 'எப்பொருள் எத்தன்மைத்தாயினும் அப்பொருள் மெய்ப்பொருள் காண்பது அறிவு' எனும் திருக்குறளின்படி எல்லாவற்றிலும் உள்ள நல்ல அம்சங்களை எடுத்துக்கொள்ள வேண்டியதுதான்.

உங்களுக்குப் பொதுவாக நவீன மருத்துவர்களுடன் இணக்கமான உறவு உள்ளதல்லவா?

ஆம். அவர்களுடன் நல்ல இணக்கமான உறவு உண்டு. "ஏன் சார் இப்படி டயாக்னசிஸ் பண்ணுனீங்க?" என உரிமையுடன் கேட்பது, கடிதம் அளித்து அவர்களுக்கு நோயாளிகளை

அனுப்பிவிடுவது என இவையெல்லாம் நடந்துகொண்டுதான் இருக்கின்றன. எந்தவொரு ஆயுர்வேத மருத்துவருக்கும் தென்னிந்தியாவில் இப்படியொரு அங்கீகாரம் இருக்குமா என்று தெரியவில்லை. உழைப்பு, தனிமனிதப் பழக்கவழக்கங்கள், பணிவுடன் நடந்துகொள்வது, தெரியாததைத் தெரியாது என்று ஒப்புக்கொள்கிற தன்மை இவையெல்லாம் எனக்குள் உள்ளன. எல்லாமும் நமக்கு மட்டுமே தெரியும் என்று எப்பொழுதும் நான் எண்ணுவதில்லை. எனக்குள் தெரிந்து கொள்ள வேண்டும் என்ற ஆர்வம் உள்ளதால் நான் எந்தவிதத் தயக்கமுமின்றிக் கேட்டுக் குறிப்பு எடுத்துக்கொள்வேன். என்னால் குணப்படுத்த முடியாத நோயாளிகளை நானும் அலோபதி மருத்துவர்களுக்குப் பரிந்துரை செய்வேன்.

உங்களுக்கு உள்ள இணக்கம் போல் அனைவருக்கும் அமைவதில்லை. நவீன மருத்துவர்களுக்கு ஆயுர்வேதத்தின் மீதும் ஆயுர்வேத மருத்துவர்களின் மீதும் உள்ள மன விலக்கம் நீங்க என்ன செய்ய வேண்டும்?

ஒருசில ஆயுர்வேத மருத்துவர்களை நவீன மருத்துவர்களும் ஏற்றுக்கொள்ளத்தானே செய்கிறார்கள். மோதல் எப்போதும் இருப்பதுதான். ஆயுர்வேத மருத்துவர்கள் பெயரிலும் தவறு இருக்கிறது. நோயாளிக்கு ரத்த அழுத்தம் பார்ப்பதில்லை, சர்க்கரை அளவு பரிசோதிப்பதில்லை, நாடித் துடிப்பை கணக்கிடுவதில்லை, உடல் எடைகூடப் பார்ப்பது கிடையாது. சென்னையில் ஒரு மருத்துவர் கொரோனாவையே குணமாக்கிவிட்டோம் என மிகையாகச் சொல்லிக்கொண்டே இருக்கிறார். கொரோனா என்ற வார்த்தையை எப்படிப் பயன்படுத்தலாம்? ஆயுர்வேதத்தில் அது உள்ளதா என்று நாம் கேட்க முடியும். ஆனால் அது அறிவுடைமை ஆகாது. நவீன மருத்துவர்களுக்கும், இந்திய மருத்துவர்களும் ஒன்றுமே தெரியாது என்றே சொல்கிறார்கள். நவீன மருத்துவர்கள் நன்கு படித்த, பண்பட்ட, அனுபவம் உள்ள, விழிப்புணர்வுள்ள, இந்திய முறை மருத்துவர்களுடன் உரையாடுவதில்லை, மாறாகத் தொலைக்காட்சியில் தோன்றும் போலி வைத்தியர்களுடன் உரையாடி, இதுதான் இவர்களுடைய அளவு எனத் தீர்மானித்துவிடுகிறார்கள். ஆயுர்வேத மருந்துகளுக்கும் பின்விளைவு உண்டு. சிறுநீரகப் பாதிப்பு ஏற்படக்கூடும், கல்லீரல் பாதிப்பு நேர வாய்ப்பு உண்டு என ஏழு லட்சம் நோயாளிகளுக்கு சிகிச்சை அளித்தவன் எனும் அனுபவத்தில் சொல்கிறேன். ஆயுர்வேதம் புனிதமானது, பின்விளைவற்றது, தெய்வீகமானது என்று சொல்கிறார்கள். எல்லாமே இறைத்தன்மை வாய்ந்தது என்று சொல்லும்பொழுது நவீன மருத்துவத்தில் இறைத் தன்மை இல்லையா? போலியோ பரவல் தடுக்கப்பட்டுள்ளதே? சின்னம்மை முற்றிலுமாக அழிக்கப்பட்டுள்ளதே? அப்பொழுது

ரிஷிகளும் சித்தர்களும் எங்கு இருந்தார்கள்? என்ன செய்தது ஆயுர்வேத மருத்துவமும் சித்த மருத்துவமும்? ஆதலால், ஒருங்கிணைந்த சிகிச்சை முறை, ஒருவருக்கொருவர் விட்டுக் கொடுத்தல், மனிதனை மதித்தல், நோயாளி குணமாக வேண்டும் என்பதற்கு முன்னுரிமை கொடுத்தல், நான் என்ற அகங்காரத்தைத் தள்ளிவைத்தல், இறப்பின் உண்மையைப் புரிந்து ஏற்றுக்கொள்தல் – இவையே இந்தச் சிக்கலைக் கடக்க நம் முன் உள்ள தீர்மானமான வழியாகும். மனிதன் மாற வேண்டும், நம் கட்டுப்பாட்டில் இல்லாத புறத்தை நாம் மாற்ற இயலாது. ஆனால் நாம் மாறலாம், நம் பார்வையை மாற்றிக்கொள்ளலாம். நெளிவுசுளிவுடன் நடந்துகொள்ளப் பழகலாம்.

இதையொட்டி இன்னொரு கேள்வி. ஆயுர்வேத மருத்துவத்தில் பின்விளைவுகள் இல்லை (side effect) எனும் பரவலான நம்பிக்கையை நீங்கள் இப்படி மறுப்பது பலருக்கு அதிர்ச்சியாகக்கூட இருக்கும். உங்கள் அனுபவத்தில், என்னென்ன மாதிரியான விரும்பத்தகாத விளைவுகளை ஆயுர்வேத மருந்துகள் ஏற்படுத்தியுள்ளன எனப் பகிர்ந்துகொள்ள இயலுமா?

ஆயுர்வேத மருத்துவத்தில் பின்விளைவுகள் ஏற்படு கின்றன என்பதே என் அனுபவம். சிறுநீரக நோய்களைப் பெரிதாக சொல்வார்கள்; ஆனால் கல்லீரல் பாதிப்பை அதைவிட முக்கியமாகச் சொல்லலாம். (hepato toxicity). ரத்தத்தில் வெள்ளையணுக்கள் குறைதல், மஞ்சள்காமாலை போன்றவை ஏற்படுவதைக் கணிசமாகக் கண்டிருக்கிறேன். அதேபோல் நாம் பரவலாக எண்ணுவதுபோல் பற்பம் பாஷாண மருந்துகளில்தான் வரும் என்று இல்லை, மூலிகைகளில்கூட வரும். பரவலாகப் பயன்படுத்தும் சீந்திலினால் ஏற்பட்டு பார்த்திருக்கிறேன். அதாவது, ஏற்கெனவே நம் உடம்பில் நோய் எதிர்ப்பு சக்தி இருக்கும். அது தன்னிச்சையாகச் செயல்படும். இந்த எதிர்ப்பு சக்தி இல்லை என எண்ணி எதிர்ப்பு சக்திக்கான மருந்தை கொடுக்கும் பொழுது ஏதோ ஒரு மாற்றம் ஏற்படுகிறது. இயற்கையாக உடலில் ஏற்படும் நோய் எதிர்ப்பு நிலை ஆட்டோ இம்யூன் நிலைக்கு (நம் நோய் எதிர்ப்புத் திறன் கிருமிகளுக்கு எதிராகச் செயல்படுவதற்கு மாறாக நமக்கு எதிராகவே செயல்படும்) நம் மருந்து இட்டுச் சென்றுவிடுகிறது. நிறைய பேருக்கு SGPT, SGOT (கல்லீரல் நொதிகள்) கூடி நான் கண்டிருக்கிறேன். அதனால்தான் நாம் பரிசோதனை செய்யச் சொல்கிறோம்.

நிறைய நேரங்களில் சுத்த ஆயுர்வேதம் பின்பற்றுபவர் களைப் பற்றி பேசுகிறோமே, அவர்களின் தவறுகளைப் பற்றி யாரும் பேசுவதில்லையே? அவற்றை நான் பார்க்கிறேன். நான் செய்யும் பிழைகளை அவர்கள் காணக்கூடும். நான் நிறைய பரிசோதனைகள் செய்து பார்த்து மருந்து கொடுத்து

நோய் குறையவில்லை என்றால் அவர்களிடம் சென்று டாக்டர் தேவையில்லாமல் நிறைய சோதனைகள் செய்தார் என்பார்கள். அங்கு குணமடையவில்லை என்று இங்கே வந்து சொல்வார்கள். இரண்டும் சாத்தியம் என்பதை உணர வேண்டும். அவர்கள் பரிசோதனைகள் செய்யாமல் சிகிச்சை அளித்திருப்பார்கள். நாம் பரிசோதனை பார்க்கும்பொழுது சிறுநீரகச் சிக்கல், சர்க்கரை நோய் போன்ற தகவல்கள் எல்லாம் தெரியவரும். எல்லாப் பரிசோதனைகளும் செய்ய வேண்டும் என்ற அவசியம் இல்லை. அடிப்படைப் பரிசோதனைகள் பார்த்தாலே சிகிச்சைகளில் ஏற்படும் சில தவறுகளைச் சரி செய்துவிட முடியும்.

ரச மருந்துகள் விடத்தன்மை கொண்டவை எனப் பல ஆண்டுகளுக்கு முன் சேப்பர்ஸ் ஆய்வு வெளிவந்ததிலிருந்து ஆயுர்வேதத்தின் மீது அறிவியல் சமூகம் கடும் ஐயத்தை எழுப்பிவருகிறது. உங்கள் அனுபவத்தில் ரச மருந்துகளுக்குக் கடும் விளைவுகள் ஏற்பட்டதுண்டா?

என்னிடம் கல்லீரல் உபாதை நோயாளிகள் (hepatobiliary toxicity case) இருக்கிறார்கள். வெள்ளையணுக்கள் குறைதல் (leucocytopenia case) உண்டு. இந்த மருந்துகளால் சிறுநீரக பாதிப்பு ஏற்பட்டு இருபத்திரண்டு வருடங்களில் நான் இதுவரை பார்த்ததில்லை. நாக பஸ்பம், வங்க பஸ்பம் கொடுத்து ஒரு நோயாளிக்குச் சிக்கல் வந்ததைப் பார்த்திருக்கிறேன். திரிவங்க செந்தூரத்தில் சிக்கல் ஏற்பட்டதைக் கண்டிருக்கிறேன். வேறு நோயாளிகள் யாரையும் நான் பார்த்ததில்லை. வயிற்றுத் தொந்தரவு நிறைய பேருக்கு வருகிறது. நாம் வரைமுறையின்றி கஷாயம், சுக்கு, வர்த்தமான திப்பிலி, கொடுவேலி (சித்ரகம்) ஆகியவை கொடுக்கும்போது வயிற்றுப் பிரச்சினைகள் வருகின்றன. பல்லாதகத்திற்கும் (சேராங்கொட்டை) வருகிறது. எந்த நோய்க்கும் மருந்தாகக் கொஞ்சம் கார்ப்புச் சுவை அளித்தாலே வயிற்று வலி வருகிறது என்கிறார்கள். அளவு கூட்டுவதே இல்லை. இஞ்சி லேகியம் கொடுத்தாலே சிலருக்கு வயிற்று வலி வருகிறது. பித்தம் அதிகரித்த நிலையில் கொடுக்கக் கூடாது என நினைக்கிறார்கள்.

நாம் ஆங்கில மருத்துவத்தை நம் பாடத்திட்டத்திலிருந்து விலக்க வேண்டும் எனும் பார்வையை எப்படிப் பார்க்கிறீர்கள்?

நாம் படிக்கத்தான் வேண்டும். ஆங்கில மருத்துவம் படித்து, ஆயுர்வேத வைத்தியத்தைச் செய்தால்தான் நோயாளிகளுக்கு நல்லது.

கடந்த ஆண்டு ஆயுர்வேதத்தில் அறுவை சிகிச்சையில் பட்ட மேற்படிப்பு படித்தவர்களுக்குச் சில குறிப்பிட்ட நவீன அறுவை சிகிச்சைகளை புரிவதற்கான அனுமதியை மத்திய அரசு அளித்தது. நவீன மருத்துவர்கள் கடுமையாக எதிர்த்தார்கள். இந்த அனுமதியைப் பற்றி உங்கள் பார்வை என்ன?

அந்தக் காலத்தில் சுஸ்ருதர் அறுவை சிகிச்சை செய்தார். இப்பொழுது மயக்க மருந்து நவீன மருத்துவத்தின் ஒரு பகுதியாகத் தான் இருக்கிறது. மூலம், பவுத்திரம், மூக்குக்குழாய் கட்டிகள் போன்றவற்றுக்கு ஆயுர்வேத அறுவை சிகிச்சை முறைகளைப் பயன்படுத்தலாம். குடலிறக்கத்திற்கு அறுவை சிகிச்சை செய்கிறேன் எனக் கிளம்பினால், அது ஆங்கில மருத்துவர்கள் மனதைப் புண்படுத்தும், நட்பைக் கெடுக்கும். இது சரி என்றால், ஆங்கில மருத்துவருக்கும் ஆயுர்வேத சிகிச்சை செய்ய அனுமதி அளிக்க வேண்டும், அவர்களும் பச்சிலை மருந்தைக் கொடுக்கட்டும், என்ன வேண்டுமானாலும் செய்யட்டும். ஒப்புக்கொள்வோமா? பனாரஸ், ஹஸன் போன்ற பெரிய கல்லூரிகளில் படித்தவர்களால் மட்டுமே அறுவை சிகிச்சை செய்ய முடியும். டாக்டர் ஹேமந்த் குமார் என்று ஒரு பெரியவர் இருக்கிறார். அறுவை சிகிச்சையில் பெரிய ஜாம்பவான். எல்லோரும் அவரைப் போல் ஆக முடியுமா? வாத பித்த கபங்களே நமக்கு தள்ளாட்டத்தில் உள்ளன. பஞ்சமகாபூத தத்துவம் தெரியவில்லை, மூலிகைகளை அடையாளம் காணத் தெரியவில்லை, மருந்து செய்யத் தெரியவில்லை, சமஸ்கிருத ஸ்லோகங்களைச் சொல்லத் தெரியவில்லை. இதையெல்லாம் முதலில் சரி செய்த பிறகுதான் அறுவை சிகிச்சை உரிமையைப் பற்றி யோசிக்க வேண்டும். இதைக் கொஞ்சம் மேன்மைப்படுத்திச் செய்வதற்கு அனுமதி கொடுக்க வேண்டும். அதை நவீன மருத்துவர்களுடன் அமர்ந்து கலந்து பேசி ஆயுர்வேதப் புத்தகங்களில் இது இருக்கிறது என்பதை அவர்களுக்குப் புரியவைக்க வேண்டும். அதுதான் முறை.

கடந்த ஆண்டு கொரோனா தொற்று ஏற்பட்டபோது முனைப்புடன் ஆயுர்வேத சிகிச்சை அளித்த மருத்துவர்களில் நீங்களும் ஒருவர். அந்த அனுபவம் எத்தகையது?

லேசான, மிதமான கொரோனா தொற்று நிலைகளுக்கு ஆயுர்வேத சிகிச்சை அளித்தோம். இங்குள்ள நவீன மருத்துவமனையில் ஒரு தளத்தை எங்களுக்கு சிகிச்சைக்காகக் கொடுத்தார்கள். கொரோனா நோயாளிகளைத் தங்கவைத்து, அடிப்படை இரத்தப் பரிசோதனைகள் செய்து நல்ல முறையில் சிகிச்சை அளித்தோம். திருப்திகரமான விளைவுகளையும் கண்டோம். சிகிச்சைக்கு முன்னும் பின்னும் சி.டி. ஸ்கேன் எடுத்து ஆவணப்படுத்தினோம். இண்டர்லூகின்ஸ் (*interleukins*), டிடைமர் (*D dimer*) போன்றவை எல்லாம் சோதித்துப் பார்த்தோம். ஆக்சிஜன் அளவு 87 வரைக்கும் உள்ளவர்களுக்கு மட்டுமே சிகிச்சை அளித்தோம். அதற்குக் கீழே இறங்கிய நிலையில் உள்ளவர்களை நவீன மருத்துவமனைக்கு அனுப்பினோம். நம்மால் அவசர சிகிச்சை செய்ய முடியாது. அதற்கான பயிற்சியும் நம்மிடம் இல்லை. பயிற்சி இருந்தால் துணிவுடன்

செய்யலாம், எனினும் இந்த அளவிற்குச் செய்ய முடிந்ததே பெரிய விஷயம். ஆனால் இப்பொழுது கொரோனாவிற்குப் பின்பான விளைவுகள்– நரம்பு மண்டலச் சிக்கல் (*demyelinating motor neuropathy*), ரத்தம் உறைதல் (*Thrombosis*) போன்ற நிலைகளில் உள்ளவர்கள் வருகிறார்கள். அவற்றுக்கெல்லாம் உரிய முறையில் சிகிச்சை செய்து வருகிறேன். ஆமம் (அக்கினி சரியாகச் செயல்படாமல் உடலில் சேரும் நஞ்சு நோய்களை உருவாக்க முக்கியக் காரணம் என நம்பப்படுகிறது; இதை ஆமம் என ஆயுர்வேதம் சொல்கிறது), ஆவரணம் போன்ற தத்துவங்களைப் பொருத்தி சிகிச்சை அளிக்கிறோம். இரண்டு நாள் முன்புகூட வைரஸ் தொற்றுக்குப் பின்பான நரம்புச் சிக்கல் உள்ள நோயாளி குணமாகிப் போனார். கொரோனா பற்றிய புரிதல்கள், செயல்பாடுகள் பற்றிய பேச்சுக்கள் எல்லாம் யூ ட்யூபில் உள்ளன. விருப்பம் உள்ளவர்கள் பார்க்கலாம்.

ஆயுர்வேதத்தில் நோயாளியைச் சொந்தப் பிள்ளையைப் போல் நடத்த வேண்டும் எனச் சொல்லப்பட்டுள்ளது. இன்னும் ஒரு படி மேலே சென்று தன்னைப் போலவே ஒவ்வொரு உயிரையும் பாவிக்க வேண்டும் என்கிறார் சரகர். நவீன மருத்துவம் மருத்துவர் நோயாளி உறவை வேறு மாதிரி காண்கிறது. இவற்றில் உங்கள் நோக்கும் தேர்வும் என்ன?

ஆமாம் “அனாதோ அந்யந்த ரோகிணாம் யஸ்ய புத்ரவத்” என்று இரண்டாவது அத்தியாயம் சிஷ்யோஉபனீயத்தில் அஷ்டாங்க ஸங்கிரகத்தில் கூறப்பட்டுள்ளது. நவீன மருத்துவம் விலகல் மனப்பான்மையுடன் அணுகுகிறது. ஒருவனை நீ தாயாகக் காண்பது, குழந்தையாகக் காண்பது தவறல்ல ஆனால் கட்டுண்டுவிடக் கூடாது. கடமையைச் செய்ய வேண்டும், பற்று கூடாது என்பதே கீதையின் வாக்கு. ஆதலால் பிணைத்துக் கொள்ளாமல் தர்மத்தைச் செய்ய வேண்டும். தர்மத்தின் மேல் நின்றுகொண்டு கர்மத்தை செய்ய வேண்டும். “அறத்தான் வருவதே இன்பம்”. கமிஷன் வாங்க கூடாது, பரிசுப் பொருள் வாங்கக் கூடாது. கொரோனா காலத்தில் கொள்ளையடிக்கக் கூடாது. போடுகிற பில்லை முதல் நாளே சொல்லிவிட வேண்டும். ஏழைகளுக்கு இரங்க வேண்டும். அறத்தினாலேயே இன்பம் வரும். அறத்தைக் கைவிட்டுவிட்டுப் பூஜைகளைச் செய்து என்ன பயன்? இறைவனை வணங்குவதனால் பலன் இல்லை. பாவ மன்னிப்பு என்பது மனதின் ஒரு நிலையே. பாவம் மன்னிக்கப்பட்டதா இல்லையா என்பது நமக்குத் தெரியாது.

அக்காலத்தில் குருகுல முறையில் கற்றுவந்தார்கள். குருவுடன் தங்கி, அவருக்குப் பணிவிடைகள் செய்து பாடம் கேட்கும் முறை அது. இப்பொழுது அம்முறை அரியதாக உள்ளது. இன்று பெரும்பாலும் ஆயுர்வேதத்தைக் கல்லூரிகளில்தான் படிக்க முடியும். கல்லூரிப் படிப்பில் உள்ள சிக்கல்கள் என்னென்ன? குருகுலப் படிப்பில் உள்ள வரம்புகள் என்னென்ன? இரண்டையும் நீங்கள் எப்படிப்

பார்க்கிறீர்கள்? உங்கள் மருத்துவமனையில் தங்கிப் படிக்கும் மாணவர்களுக்கு எப்படிக் கற்றுத் தருகிறீர்கள்?

எல்லாக் கல்லூரிகளும் பிரச்சினை இல்லை. கோட்டக்கல், திருவனந்தபுரம் அரசுக் கல்லூரி போன்றவையெல்லாம் நிச்சயம் மோசம் இல்லை. உடுப்பி கல்லூரி, இன்னும் சில கல்லூரிகள்கூட நல்லவை என்று சொல்கிறார்கள். பொதுவாகச் சில கல்லூரிகளில் தரமான கல்வி இல்லை. சிகிச்சை செய்த பின்பு அனுபவத்தினால் சாஸ்திரத்தைச் சொல்லிக் கொடுக்க ஆசிரியர் இல்லை. நோயாளி இல்லை. மூலிகைகளைக் கண்டறியும் ஆற்றல் இல்லை. நகரத்தில் மூலிகைச் செடிகளே இல்லை. மருந்து செய்யும் கலையை முதல் வருடத்திலிருந்து சொல்லிக் கொடுக்கும் வழி இல்லை. எல்லோருமே மருந்து நிறுவனத்தின் மருந்துகளை வாங்கும்படியான சூழலை உருவாக்குகிறார்கள். அவர்கள் என்ன சேர்க்கிறார்கள் என்று எப்படித் தெரியும்? அதனைக் கண்டுபிடிக்க வழியில்லை. தசமூலத்தில் தசமூலத்தைச் சேர்த்தார்களா என்று தெரியாது. கஸ்தூரி 16ஆம் நூற்றாண்டுக்குப் பின்பு கிடைக்கவில்லை. ஆனால் கஸ்தூரி குளிகா மட்டும் வருகிறது. இதற்காக யாரும் வருத்தப்படவும் இல்லை.

நான் படித்து முடித்த பிறகு மாணவர்களின் கஷ்டத்தைப் புரிந்துகொண்டதனால் என் வாழ்க்கையையே இதற்காக ஒதுக்கிப் பாடம் சொல்லிக் கொடுக்க நினைத்தேன். நான் 2000 மாணவர்களுக்கு மேல் பாடம் சொல்லிக் கொடுத்து விட்டேன். இங்கே படிக்க வருகிறார்கள்; தங்கும் இடம் இலவசம், சாப்பாடு இலவசம். ஆறு மாதம் கழிந்தால் அவர்களுக்கு ஊக்கத்தொகையும் கொடுக்கிறேன். தாத்தாவி னுடைய, வைத்தியநாதன் சாருடைய லட்சியத்தை நிறைவு செய்துகொண்டே இருக்கிறேன். எனக்கும் இது மனநிறைவைத் தருகிறது. ஆயுர்வேதம், சித்த மருத்துவம் என்று பார்ப்பதே யில்லை. படித்துக்கொண்டே இருக்கிறார்கள். கல்லூரியில் சொல்லிக் கொடுக்காத, விட்டுப்போன பகுதிகளான மூலிகை களை இனம் காணுதல், மருந்து தயாரிப்பு, மருத்துவமனை யில் நோய் கண்டறியும் முறை, பஞ்சகர்மா செய்முறைகள் ஆகியவைதான் குருகுலப் பாடம். ஒவ்வொரு நோயாளியும் வரும்போது நோயாளியைப் பார்க்கிறார்கள். சாஸ்திரத்தில் இந்தந்த இடத்தில் இப்படி இப்படி சொல்லியிருக்கிறார்கள். இது சாஸ்திரம்; இது என்னுடைய யுக்தி; இது எனக்கு கிடைத்த அனுபவம் என்று மூல பாடத்தையும் எனது அனுபவத்தை யும் இணைத்துத்தான் பாடம் எடுக்கிறேன். 'மருந்து' என்ற தலைப்பில் திருவள்ளுவர் ஒரு அதிகாரம் எழுதியுள்ளார். அதில்,

உற்றவன் தீர்ப்பான் மருந்து உழைச் செல்வான்
அப்பால்நாற் கூற்றே மருந்து

என ஒரு குறள் உண்டு. எங்கள் மருத்துவமனையில் இவை நான்கும் உண்டு. தமிழ்நாட்டில் சம்பிரதாயமாக, பாரம்பரிய மாகப் படிக்க வேண்டும் என்றால் நம்முடைய நிர்வாகம் உள்ளது அதனைப் பயன்படுத்திக்கொள்ளலாம். பெரிய பெரிய நிர்வாகங்கள் எல்லாம் உள்ளன. ஆனால் பாடம் சொல்லிக் கொடுப்பதில்லை. அப்படியே பாடம் நடத்தினாலும் நோயாளிகளை வைத்துச் சொல்லிக் கொடுப்பதில்லை, அஷ்டாங்க ஹ்ருதயம் ஸ்லோகம் சொல்லி, அதன் பொருளை விளக்கிச் சொல்ல நிறைய பேர் இருக்கிறார்கள். ஆனால் மூலிகைகளைக் காண்பித்துக் கற்றுக் கொடுப்பதில்லை. சாரங்கேஷ்டம் என்று ஒரு செடி உள்ளது, திருவட்டப்பசை என்று ஒன்று உண்டு, இந்த திருவட்டப்பசை என்றால் என்ன என்று சொல்லிக் கொடுக்க முடியாது. அமிர்தாமேஷா சிருங்காதி கஷாயம் குஷ்ட சிகிச்சையில் உள்ளது. அதில் திருவட்டப்பசை சேர்கிறது. குஷ்ட சிகிச்சை 5ஆவது ஸ்லோகத்தில் அது வருகிறது.

கல்லூரிப் படிப்பிலும் குருகுலக் கல்வி முறையிலும் நல்லனவும் உண்டு, அல்லனவும் உண்டு, இரண்டும் உண்டு.

குருகுலத்தின் தலையாய சாதகங்களில் ஒன்று, நல்ல தகுதியான குரு கிடைப்பதேயாகும். ஆற்றங்கரையில் தண்ணீர் ஓடுகிறது; நாய் நக்கிக் குடிக்கிறது, நாம் பாத்திரம் எடுத்துக்கொண்டு போகலாம். ஆற்றுக்கு எந்த விதமான தடையும் கிடையாது. நாம் சொல்லிக் கொடுத்துக்கொண்டே தான் இருக்கிறோம். சிலருக்கு மூன்று மாதத்தில் ஞானம் கிடைத்துவிடுகிறது. சிலர் இரண்டு, மூன்று வருடமாகக் கூடவே இருக்கிறார்கள். நேற்று ஒரு அறிக்கையில் இரண்டு பக்க பலவீனம், தசை சுண்டி இழுத்தல் ஆகிய அறிகுறிகள் குறிப்பிடப்பட்டிருந்தன. பேச்சும் மொழியறிவும் பாதிக்கவில்லை. பிரமிடல் அறிகுறிகள் தென்படுகின்றன (*pyramidal signs positive* – பிரமிடல் நரம்புப் பாதை என்பது மூளையின் கார்டெக்ஸ் பகுதியிலிருந்து தண்டுவடத்திற்குச் செல்லும் நரம்புகளைக் குறிப்பது. அங்கு ஏற்படும் பலவீனங்களைக் கண்டறிவதற்குறிய குறிகள்). மாணவன் ஒருவன் பக்கவாதம் (*hemiplegia*) என்று எழுதியிருந்தான். ஆனால் அது செர்விக்கல் மயிலோபதி (*cervical myelopathy* – கழுத்து எலும்புகளுக்கு இடையே உள்ள சவ்வு விலகித் தண்டுவடத்தை அழுத்துகிற நிலை). அவனுக்கும் சொல்லிக் கொடுத்தேன். ஆனால் அவனால் உள்வாங்கிக்கொள்ள இயலவில்லை. ஆறு வருடம் கல்லூரியில் மூளையைச் சூம்பிப்போகவைத்துவிடுகிறார்கள்.

ஆயுர்வேத மாணவர்கள் அனைவரும் செஸ் விளையாட வேண்டும். அப்பொழுதுதான் புத்துணர்வு கிடைக்கும். மனப்பாடம் செய்துகொண்டே இருந்தால் அதில் சிந்தனை மாற்றம், ஆய்வு நோக்கு ஆகியவை போய்விடுகின்றன.

மனப்பாட ஆற்றல் ஒரு திறன்தான். ஹிங்குவசாதியில் என்ன இருக்கிறது என்றால் மனப்பாடம் செய்திருந்தால்தான் ஞாபகப்படுத்திச் சொல்ல முடியும். பரீட்சைக்கு நாம் கார்ப்புச் சுவை, உஷ்ண வீர்யம், கப வாதத்தைத் தணிப்பது, குன்மத்திற்கு கொடுப்பது என்று சொல்லிவிட்டால் அது ஒரு அளவிற்குத் தான் பலன் தரும். சுலோகத்தைப் படித்துவிட்டு இதைச் சொல்லலாம். இதைச் சொல்லிவிட்டு அதைப் படிக்க முடியாது. ஆனால் மனப்பாடம் ஒன்றே ஆயுர்வேதப் படிப்பு என்ற மனநிலைக்கும் மாணவர்கள் வந்துவிடக் கூடாது.

ஆயுர்வேதத்தை முழுமையாக, நன்றாகப் படித்த, குண சித்தாந்தங்களைப் புரிந்துகொண்ட திருப்தி ஏற்பட்ட பிறகுதான் நான் நவீன மருத்துவத்தை ஊன்றி அறியத் தொடங்கினேன். நான் நேரடியாக நவீன மருத்துவத்தைக் கற்கத் தொடங்கியிருந்தால் குழம்பிப்போயிருப்பேன். சமூகத்திற்குப் பெரிய தீங்கு விளைவிப்பவனாக மாறியிருப்பேன். இப்பொழுது ஸ்டேட்டின் (*Statin*) சாப்பிட்டால் கல்லீரலில் சுரக்கும் நொதிகள் கூடிக் கெண்டைக்கால் வலி ஏற்படுகிறது. கால்சியம் சேனல் தடுப்பான்களை (*calcium channel blockers*) சாப்பிட்டால் கால் வீக்கம் வருகிறது. அம்லோடிஃபினோ (*amlodipine*), நிஃபிடிஃபினோ (*Nifedipine*) (உயர் ரத்த அழுத்தத்தைக் குறைக்கும் மருந்துகள்) சாப்பிட்டுக் காலில் வீக்கத்துடன் ஒருவர் வருகிறார் என்றால் ஆயுர்வேத மருத்துவருக்கு இது பற்றித் தெரிவதில்லை. சோபம் (வீக்கத்தை முதன்மைக் குறியாகக் கொண்ட நோய்) என்று நினைத்து புனர்னவாதி கஷாயத்தில் சந்திரபிரபா சேர்த்துக் கொடுத்து, இரவு இரண்டு ஸ்பூன் தசமூல ஹரிதகி சாப்பிடுங்கள் என்கிறார். அவர் எழுதியது சரி; தவறல்ல. ஆனால் நோயின் காரணம் ஆங்கில மருந்தினால் வருவது என்று அவருக்குத் தெரியவில்லை. மருந்தை மாற்றிவிட்டு வேறு ஒரு நவீன மருந்தைப் பரிசீலனை செய்திருந்தால் நோயாளி குணமாகியிருப்பார். இந்த மாதிரி தவறுகள் நவீன மருத்துவமும் படித்தவர்களுக்கு வராது.

குருவாக இருக்கும்பொழுது தந்தையாகவும், சில வேளைகளில் தாயாகவும் இருக்க வேண்டியதாக உள்ளது. அவர்களை அரவணைத்து, அவர்களுக்கான செலவுகளையும் கவனித்துக்கொள்ள வேண்டியுள்ளது. நாம் அற வழியில் வாழ்ந்துகாட்டவில்லையென்றால், முழுமையான ஒரு வைத்தியனை உருவாக்க முடியாது. டாக்டரை உருவாக்கி விடலாம். ஆனால் நற்குணங்களுடன் மேன்மையான சிந்தனை களோடு வைத்தியனை உருவாக்க வேண்டும் என்றால், நாம் முன்னுதாரணமாக வாழ்ந்துகாட்ட வேண்டும். நாம் அவ்வழியில் வாழ நமக்கு ஒரு முன்னோடி வேண்டியதாய் இருக்கிறது. அவரைத்தான் நாம் பின்பற்ற இயலும். அதனால் தான் குரு என்பவர் மிகவும் அவசியமாகிறார். குரு என்பவர்

சூரிய காந்தக் கல்லைப் போன்றவர். சூரியனின் சக்தியை கிரகித்து, பஞ்சினை எரிப்பதைப் போல எல்லாம் வல்ல இறைவனிடம் அவர் பெற்ற சக்தியால் மாணவனின் அறியாமையைப் பஞ்சினை எரிப்பதுபோல அவர் எரிக்க வேண்டும். மரபுத் தொடர்ச்சி உள்ள அறிவுத் துறைகளுக்கு குரு அவசியம்.

அலோபதி என்று எடுத்துக்கொண்டால் இங்கு அமாக்சிசிலின் (*amoxicillin*) என்றால் செங்கல்பட்டிலும் அமாக்சிசிலின் (நுண்ணுயிர் கொல்லி மருந்து) தான். ஆயுர்வேத மருத்துவத்தில் கபஹரம் உஷ்ணம் (கபத்தைத் தணிக்கக்கூடிய சூடான மருந்து) என்றால் நான் சிற்றரத்தை கொடுப்பேன். வேறொருவர் வெள்ளைப்பூண்டு கொடுப்பார். இன்னொருவர் கடுக்காயைக் கொடுப்பார். மற்றொருவர் நொச்சியை (நிர்குண்டியை) கொடுப்பார். மவுனம் ஒன்றுதான்; ஆனால் மொழிகள் பல. அதைத்தான் ஸாமான்ய விசேஷ சித்தாந்தம் என்று நம் சாஸ்திரத்தில் சொன்னார்கள். பிஸ்கட் தின்றால்; காபி குடித்தால்; சிப்ஸ் தின்றால் வாதம் அதிகரிக்கும். 'விருத்தி சாமான்யை ஸர்வேஷாம், விபரீதை விபர்யயஹ' (ஒத்த இயல்புடையவை ஒன்றிணையும்போது பெருக்கும். எதிர் இயல்புகள் இணையும்போது குறைக்கும்) என்பது பாடல். ஆயுர்வேதத்தினுடைய கருத்து புரிய வேண்டும் என்றால் சரக சம்ஹிதை படிக்க வேண்டும். சரகம், சிகிச்சைக்கு அஷ்டாங்க சங்கிரகம் அளவிற்குப் பயன்படாது. ஆனால் சரகம் முன்வைக்கும் சாங்கியம் (கபிலரின் சாங்கிய தரிசனத்தை சரக ஸம்ஹிதை அடிப்படையாகக் கொள்கிறது), அவ்யக்தம் (வெளிப்படுத்திக்கொள்ளாத தத்துவம்) போன்ற ஆயுர்வேத மெய்யியல் அடிப்படைகளைப் பேசும் நூலாகும். கதீதா புருஷீயத்தை (சரக சம்ஹிதையில் உள்ள ஒரு அத்தியாயம்) 22 வருடமாக நான் படித்துக்கொண்டிருக்கிறேன். எனக்கு இன்னும் அதில் நிறைவு ஏற்படவில்லை. ஒவ்வொரு நாளும் ஒவ்வொரு பொருள் வந்தால் என்ன செய்வது? அஷ்டாங்க ஹ்ருதயத்தில் எனக்கு அப்படி எந்த பாதிப்பும் வரவில்லை.

பிராணேஷணா (உயிரிச்சை), தனேஷணா (வளத்தின் மீதான இச்சை), பரலோகேஷணா (மறுமை மீதான இச்சை) என மூன்று இச்சைகளை குறிப்பிடுகிறார் சரகர். எனக்கு பாடமெடுத்த விஸ்வநாத சர்மா சாரிடம் வாழ்வாசை, பொன்னாசை, மோட்சத்தின் மீதான ஆசை என்று சொல்லி யிருக்கிறாரே, ஆனால், இதிலே பெண்ணாசையைச் சொல்ல வில்லையே, எனக் கேட்டேன். அப்பொழுது எனக்கு 17 வயது. "அது இந்த பிராணேஷணாவிலேயே வந்துவிடுகிறதப்பா" என்றார். அவர் நன்கு கற்ற பண்டிதர். ஆனால் ஆயுர்வேத சிகிச்சைகள் எதிலும் ஈடுபட்டதில்லை. ஆயுர்வேதத்திற்கு சமஸ்கிருத நாட்டம் அவசியமானதுதான். ஆனால் சமஸ்கிருதத்திற்குள் ஆழ்ந்து மூழ்கி தம்மை இழந்துவிட்டால்

சிகிச்சையில் நாட்டம் குறைந்து பின்தங்கிவிடுவார்கள். அவர்களுக்குப் புத்தக அறிவு அளிக்கும் ருசியே போதையாகி விடும். மருந்து செய்பவர்களின் வலி, மருந்து கிடைக்காததன் வலி, நோய் குணமாகவில்லை என்பதால் வரும் ஏக்கம் என இவை எதையும் அவர்களால் உணர முடிவதில்லை. ஆனால் அவர்களின் பாண்டித்தியத்திற்குக் கல்லூரியில் நல்ல வேலை கிடைத்துவிடுகிறது. இரண்டு லட்சம் ரூபாய் சம்பளம் வாங்கிவிடுவார்கள். சமஸ்கிருத அறிவு ஆயுர்வேதத்திற்கு நடைமுறை பயன் பொருட்டே முக்கியமானது என்பதை மறந்துவிடுவார்கள். பதார்த்த விஞ்ஞானம் போன்ற அடிப்படைப் பாடங்களை நூலறிவைக் கொண்டு எளிதாக நடத்தியே காலம் கடத்திவிடுவார்கள். மருத்துவத்தைத் தொழிலாகக் கொண்ட நாம் அப்படி இருக்க முடியாதே. இரவு இரண்டு மணிக்கு நன்கு உறங்கிக்கொண்டிருக்கும் வேளையில், எழுப்பி, ரத்தம் கசிகிறது, என்ன செய்வது என கேட்பார்கள். பன்னிரண்டு பல்லாதகம் (சேராங்கொட்டை) உள்ளே போயிருக்கிறது. அந்நிலையில் எப்படி தூங்குவது? கஷாய ரஸம் (துவர்ப்பு ருசி) ஸ்தம்பனம் (ரத்தப் போக்கைத் தடுப்பது) கொடுத்து கேட்கவில்லை என்றால் வைத்தியன் என்ன செய்வான்? "நதியின் பிழையன்று நறும்புனலின்மை" என்று கம்பர் சொன்னார். நதி வெள்ளம் காய்ந்துவிட்டால், நதி செய்த குற்றமில்லை. ஆற்றில் நீர் போகவில்லை என்றால், ஆறு என்ன செய்யும்? என்பது போல "நான் மருந்து கொடுக்கிறேன் குணமாகவில்லை என்றால் நான் என்னய்யா செய்வேன்" என்று கேட்டார் ஒரு வைத்தியர். நூலறிவு என்பதிருக்கட்டும், நடைமுறை அறிவுக்கு குருகுலம் மிகவும் இன்றியமையாதது. இந்திய மரபுவழி அறிவுத் துறையில் சித்தாந்தங்களைக் கற்க வேண்டும் எனில், குரு இல்லாமல் சாத்தியமில்லை. வைத்யநாதன் சார் இறப்பதற்கு முன்னால் என்னிடம், "ஐயாயிரம் நோயாளிகளுக்குத் தனியாகச் சிகிச்சை அளிக்காத வரைக்கும் அடுத்தவனுக்குப் பாடம் சொல்லிக் கொடுக்காதே" எனக் கூறினார். இந்தத் தகுதி மிக முக்கியமானதல்லவா? இந்த வழிகாட்டுதலை வேறு யார் சொல்ல முடியும்? இரண்டு, மூன்று வருடங்கள் கடந்த பின்தான் பாடம் எடுக்கத் தொடங்கினேன். 1999இல் இறுதியில்தான் என்னை ஆசிரியர் என்று அறிமுகப்படுத்திக் கொண்டேன்.

நீங்கள் உங்களது பழைய எழுத்துக்களைப் படிக்கும்போதும், உரைகளைக் கேட்கும்போதும், இன்றைய புரிதலுக்கும் அவற்றுக்கும் இடையே ஏதேனும் மாற்றத்தை உணர்கிறீர்களா? ஏதேனும் பரிணாமம் அடைந்ததாகத் தென்படுகிறதா?

கல்லூரியில் கற்ற பாடம் வேறு; பல மருத்துவ முறைகளையும் கற்ற பின்பு பெற்ற பாடம் வேறு. நோயாளியைக் கண்ணில்

காட்டாமலேயே மணிக்கணக்காக உட்கார வைத்துப் பாடம் எடுப்பார்கள். காலை 7 மணிக்குத் தொடங்கினால் 9 மணி வரைக்கும் சோபத்தை (வீக்கம்) பாடமெடுக்கத் தொடங்கி, நோயாளியையும் காண்பித்து, அத்தியாயத்தைக் கிரமமாக முடித்துவைக்கும் வழக்கத்தை இப்பொழுது பின்பற்றி வருகிறேன். அது மட்டுமல்ல 97இலிருந்து 2007 வரைக்கும் நான் ஆற்றிய உரைகள், எழுதியவற்றில் எல்லாம் நிறைய பிழைகள் உள்ளன. அமைதி ஏற்படாமல், முழு சிகிச்சை அனுபவம் ஏற்படாமல், சாத்திரத்தை மட்டும் படித்து, மதிப்பெண் வாங்கித் தேர்ச்சி பெற்றுவிட்டோம் என்ற அகங்காரத்தில் பேசிய பேச்சுதான் பெரும்பாலும். இப்போது அப்படி இல்லை. பேச்சில் நிதானம் கூடியிருக்கிறது. முடியும், முடியாது என்ற ஹித அஹித விசேஷ (நன்மை தீமை பகுத்தறிவு) ஞானம் உள்ளது. என்னாலேயே என்னை நோக்க முடிகிறது. அதனால் நான் பழைய பதிவுகளை (ரெக்கார்டிங்கை) எல்லாம் அழித்துவிடுங்கள் என சொல்லிவிட்டேன். அமெரிக்காவில் ஆற்றிய உரைகள் எல்லாம் முழுவதுமே பாடப் புத்தகத்தில் உள்ளவைதான். இப்பொழுது மூன்று ஆண்டுகளாகப் பேசிய உரைகள்தான் உண்மை. இனிமேல் நான் அதை மாற்றிக் கொள்ள மாட்டேன். ஏனென்றால் ஆறரை லட்சம், ஏழு லட்சம் நோயாளிகளைப் பார்த்துவிட்டு ஒரு வார்த்தை சொல்கிறோம் என்றால் அதற்கு ஒரு மதிப்பு இருக்கிறது.

ஆயுர்வேதம், நவீன மருத்துவம் தவிர்த்து வேறு பல துறைகளிலும் உங்களுக்கு வாசிப்பு உண்டு என்று அறிகிறேன். சரளமாக திருக்குறள், தனிப்பாடல்கள் என மேற்கோள்கள் வருவதை கவனித்திருக்கிறேன். உங்கள் வாசிப்பைப் பற்றிக் கொஞ்சம் சொல்லுங்கள்.

நிஸர்க்க தத்த மகராஜ், ஏக்நாத் ஈஸ்வரன் என பொதுவாக நிறைய ஆன்மிகப் புத்தகங்கள் வாசிப்பதில் எனக்கு ஆர்வம் உண்டு. பாடப்புத்தகத்திற்கு வெளியே நான் வாசித்த முதல் நூல் என்பது பரமஹம்ச யோகானந்தர் எழுதிய 'ஒரு யோகியின் சுய சரிதை' தான் (*Autobiography of Yogi*). நமக்கும் மேலே ஒரு ஆற்றல் உண்டு என்பதை எனக்கு உணர்த்தி என்னை பக்திமானாக ஆக்கி, இறை நம்பிக்கையைத் திடப்படுத்தியது அந்நூல். அவருடைய வழியைக் கொஞ்சக்காலம் பின்பற்றினேன்.

நான் கல்லூரி இறுதியாண்டில் இருந்த காலத்தில் நீங்கள் யோகானந்தரின் நேரடி சீடர்களில் ஒருவரான ராய் யூஜின் டேவிசை அழைத்து வந்து சென்னையில் ஒரு புத்தக வெளியீடு விழா நிகழ்வு நடத்தியதுகூட நினைவிருக்கிறது

ஆம். அவர் வந்திருந்தார். ராய் டேவிஸ் எனக்கு கிரியா யோகம் சொல்லிக்கொடுத்து தீட்சை அளித்த குரு. பரமஹம்ச யோகானந்தருடன் வாழ்ந்த பேராளுமை என்பதால் அவரைத்

தேடிச் சென்றேன். அவரிடமிருந்து கிரியா யோகம் கற்க வேண்டும் என்பது என் அவா. இறையருளால் அவரை நான் பெங்களூரில் சந்தித்தேன். சந்தித்தவுடனேயே அவரிடம் "எனக்குக் கிரியா யோகம் கற்றுக்கொடுங்கள்" என கேட்டேன். ஒருநாள் என்னை அழைத்து அதற்கான பயிற்சிகளைக் கற்றுக் கொடுத்தார். அவை கடினமான பயிற்சிகள். மூல பந்தம் இட்டு, கேசரி முத்திரையில் காலை 4 மணிக்கு எழுந்து காலை மடக்கி உட்கார்ந்து பயிற்சி செய்ய வேண்டும். என்னால் அதைத் தொடர இயலவில்லை.

நம்முடைய மார்க்கம் பக்தியும் ஞானமும்தான். ராஜ யோகம் இல்லை என்பது தெளிவானது. குருவினுடைய பாதங்களைப் பிடித்துக்கொள்வது, நாமம் சொல்வது, சரணாகதி அடைவது, கூடியவரை ஒழுக்கத்துடன் வாழ்வது. இதுதான் என்னுடைய பிறவிக்கு, விடுதலைக்கு வழி என்று உணர்ந்தேன். படிப்படியாக வேதாந்த மார்க்கத்தை வந்தடைந்தேன்.

யோகானந்தர் ஒரு தொடக்கம். அவருடைய சுயசரிதையை வாசிக்க எது உங்களை உந்தியது?

'யோகியின் சுயசரிதை' ஒரு பெரிய புத்தகம். அந்தப் புத்தகத்தை நான் அடைந்ததே ஒரு வினோதமான அனுபவம் தான். 1987இல் ராமகிருஷ்ணா மடத்திலிருந்து ஒய்.எம்.சி.ஏ வரைக்கும் தினமும் நடப்பேன். அப்பொழுது அந்த வழியில் உள்ள புத்தகக் கடை அலமாரியில் அடுக்கப்பட்டிருந்த புத்தகத்தின் அட்டையில் உள்ள அவரது முகம் என்னைப் பார்த்துச் சிரிப்பதுபோல் தோன்றும். தினமும் அவரைப் பார்ப்பதற்காகவே நடக்கத் தொடங்கினேன். தினமும் பார்க்கப் பார்க்க முகம் பெரியதாகிக்கொண்டே இருப்பதுபோல் தோன்றும். என்னடா இது என்று குறுகுறுப்பு. ஒருநாள், இவர் யார்? என்ன புத்தகம்? என அப்புத்தகக் கடைக்காரரிடம் கேட்டேன். அவரும் "அது ஒரு சாமியுடைய வாழ்க்கை வரலாறு" என்று சொல்ல, அந்தப் புத்தகத்தை வாங்கினேன். அந்தப் புத்தகத்தின் அப்போதைய விலை நாற்பது ரூபாய். பரமஹம்ச யோகானந்தரின் ஆங்கிலப் புத்தகங்கள் வாசிப்பதற்குச் சற்றுக் கடினமாக இருக்கும். நமக்கோ ஆங்கிலம் அந்த அளவுக்குச் சரளமாக வராது. எனினும் வாசிக்கத் தொடங்கினேன். படிக்கத் தொடங்கினால் கீழே வைப்பதற்கே மனம் வராது. அந்தப் புத்தகத்தை வாசிக்க வாசிக்க அழுகை அழுகையாய் வரும். அதன் பிறகு என் வாழ்க்கையில் என்னென்னவோ மாற்றங்கள் நிகழ்ந்தன. அந்நூலிலிருந்தே எனக்கு இறைத் தேடுதல் மீது நாட்டம் வந்தது.

அதே மனநிலையில் இருக்கும்போது "அறத்தான் வருவதே இன்பம் மற்றெல்லாம் புறத்த புகழும் இல" என்ற சொல்லிற்கிணங்க அறம்தான் எல்லாம் என்பதை உணர்ந்து,

நாம் செய்த தவறுகளை உணரவும், அதை மீண்டும் செய்யாமல் இருக்கவும் நீதி நூல்கள் வழிகாட்டும் என்பதால் அவற்றைப் படிக்கத் தொடங்கினேன். அறநெறிச்சாரம், நீதி நூல்கள், பதினெண்கீழ்க்கணக்கு நூல்கள், திருக்குறளின் பல்வேறு உரைகள், கி.வா. ஜகந்நாதன் அவர்களுடைய எழுத்துக்கள், அபிராமி அந்தாதி போன்ற புத்தகங்களிலிருந்துதான் வாசிப்பு வேகம் பெற்றது. அப்படியே படிப்படியாகச் சித்தர் இலக்கியங்களுக்குள் என் தேடுதல் வேட்கை என்னை இட்டுச் சென்றது. தற்சமயம் சித்த மருத்துவம் சார்ந்து நிறைய வாசித்துக்கொண்டிருக்கிறேன்.

நாஞ்சில் நாடன் எழுதிய 'நாஞ்சில் நாட்டு வெள்ளாளர் வாழ்க்கை' என்பதே நான் படித்த முதல் நவீன இலக்கியப் புத்தகம். அதன் பிறகு கொங்குதேர் வாழ்க்கை, மாமிசப் படைப்பு, சூடிய பூ சூடற்க, ஜெயமோகனின் 'சிலுவையின் பெயரால்', எனத் தொடங்கி வளர்ந்து, இப்போது உங்கள் எழுத்துக்களைக் கூடப் படித்திருக்கிறேன். இப்படியான புத்தகங்களை வாரத்திற்கு இரண்டு நாட்கள் வாசிக்கிறேன். ஐந்து நாட்கள்வரை சித்த மருத்துவத்திற்கு ஒதுக்கியிருக்கிறேன். நவீன மருத்துவமும் தொடர்ச்சியாக வாசிக்கிறேன். ஆயுர்வேதத்தை ஒவ்வொரு நாளும் வாசிக்கிறேன். வாசிப்பின்றி ஒருநாள்கூட கழியாது. ஒவ்வொரு நாளும் அதிகாலை 4 மணிக்கு எழுந்து 8 மணிவரை வாசிக்கிறேன்.

இன்று காலை ஐந்து மணிக்கு நான் வந்திறங்கியபோதுகூட வாசித்துக்கொண்டுதான் இருந்தீர்கள். மருத்துவம் சார்ந்த வாசிப்பை எப்படித் திட்டமிடுகிறீர்கள்?

இது அன்றாட வழக்கம். இப்போது ஒரு புது நோயாளி வருகிறார், புதுப் பரிசோதனை முறை வருகிறது. அவற்றைப் பற்றித் தெரிந்துகொள்ள வாசிக்கிறேன். எல்லாப் பெரிய கருத்தரங்குகளிலும் உரையாற்ற அழைக்கிறார்கள், அதை புதிய முறையில் செய்ய வேண்டும் என்றால் அதற்கும் தொடர் வாசிப்பு தேவை. ஆயுர்வேத பட்ட மேற்படிப்புப் படிக்கும் மாணவர்களுக்கு வகுப்பு எடுக்க வேண்டியுள்ளதால் அதற்காகவும் வாசிக்கிறேன். இதற்குப் பிறகு இந்த நோய்க்குச் சித்த மருத்துவத்தில் என்ன மருந்து? பாரம்பரிய மருத்துவம், சித்த மருத்துவத்திலும் சொல்லப்படாத சில நாட்டு மருத்துவ முறைகள் உள்ளன. அதில் என்ன சிகிச்சை கூறப்பட்டுள்ளது? இப்படி நான் பலவற்றுடன் ஒப்பிட்டுப் படிக்கும்போதுதான் அறிதல் முழுமையடைகிறது. இதில் பட்ட மேற்படிப்புக்கு மட்டும்தான் பாடம் வருகிறது. 70% நடைமுறைக்குப் பயனளிக்கக்கூடியதைத்தான் படிக்கிறோம். இது மருத்துவம் சார்ந்த படிப்பு. இப்போது 50% சித்த மருத்துவம்தான் வாசிக்கிறேன். 15% நாட்டு மருந்து சார்ந்த புத்தகங்கள், குமரி மாவட்ட மருத்துவப் புத்தகங்கள், 10% ஆயுர்வேதம், 20% ஆங்கில

மருத்துவப் புத்தகங்கள், தொடக்கக் காலங்களில் நிறைய ஆயுர்வேதப் புத்தகங்கள் படித்ததனால் அதைக் குறைத்துக் கொண்டேன்.

பட்டப்படிப்பு மாணவர்களுக்கு வகுப்பு எடுப்பதானால் சோபம் (வீக்கம்) என்று ஒரு தலைப்பை எடுத்துக்கொண்டால், அதில் சரகர் என்ன சொல்கிறார் சக்ரதத்தர் என்ன சொல்கிறார், வங்கசேனர் என்ன சொல்கிறார், ஸித்தயோக சங்கிரஹம் என்ன சொல்கிறது, வைத்யயோக ரத்னாவளி என்ன சொல்கிறது, யோகரத்னாகரம் என்ன சொல்கிறது என்று தொகுத்துக்கொள்ள வேண்டும். அதற்கு இணையாக எடிமா (*edema* – வீக்கம்) பற்றி ஹாரிசன் என்ன சொல்கிறார், டேவிட்சன் என்ன சொல்கிறார், *Cardiac edema* – இருதய நோயின்ால் வரும் வீக்கத்திற்கு என்ன குணம், *pedal edema* (கால் வீக்கம்) என்ன ஸம்பிராப்தி (நோய் உருவாகும் முறை), *hypo thyroid edema* (தைராய்டு சுரபி குறைவாக சுரப்பதால் ஏற்படும் வீக்கத்திற்கு என்ன ஸம்பிராப்தி என நவீன மருத்துவத்தையும் சேர்த்துப் படித்துவிட்டுத்தான் வகுப்புக்குச் செல்ல வேண்டும். ஏனென்றால் அறிவியல் புதிது புதிதாகப் பலவற்றைக் கண்டறிந்த படி உள்ளது, *Sleep apnea syndrome* அதாவது குறட்டை நோய் பற்றிப் படித்தால் தான், பிராணவக ஸ்ரோதஸில் (பிராணவாயு செல்லும் வழித்தடம்) கபம் அடைத்திருக்கிற நிலை என ஆயுர்வேத ரீதியில் விளங்கிக்கொள்ள முடியும். குறட்டைதானே என்று அதை விட்டுவிடுவோம். சில வகை பாண்டு நோயில் (பாண்டு என்பது ரத்த சோகை என சொல்லலாம். ஆனால் பல்வேறு நோய்களை உள்ளடக்கியது) சரியான புரிதல் இருந்தால்தான் முன்செல்ல முடியும்.

கிரியா யோகத்தைத் தொடரவில்லை எனச் சொன்னீர்கள். அதற்குப் பிறகு நீங்கள் குரு என்று யாரைக் கருதுகிறீர்கள்?

திருக்கோவிலூர் தபோவனத்து ஞானானந்தர், திருவாரூர் தட்சிணாமூர்த்தி ஸ்வாமிகள் என இருவரையும் சொல்வேன். தட்சிணாமூர்த்தி சுவாமிகள் முன்னூறு வருடங்களுக்கு முன்பு வாழ்ந்த ஒரு சித்தர். சதாசிவ ப்ரம்மேந்திரரைப் போல இவரும் ஒரு மகாத்மா. தெருவில் திரிந்து, பிச்சை ஏற்று, ஒரு அவதூதராக வாழ்ந்தார். நடராஜ ஸ்வாமிகளுடைய அவதாரம் அவர். நடந்தது, நடப்பது, நடக்கப்போவது என்று எல்லாவற்றையும் சொல்லிவிடுவார். ஒவ்வொருவருக்கும் அவரவர் தகுதிக்கு ஏற்ப அளிப்பார். ஞானம் என்றால் அவனுக்கு ஞானம், மோட்சம் என்றால் மோட்சம், குழந்தைப் பிறப்பு என்றால் குழந்தை பிறப்பு என்று அருள் ஆசி வழங்கிய சித்தர்.

சித்தர் வழிபாட்டில் ஒரு வசதியுண்டு. அவர்களிடம் கதறி அழுது, பாதத்தைச் சிக்கெனப் பிடித்துக்கொள்ள முடியும்.

எனக்கு வேறு ஒரு கதி இல்லை. என்னைக் கொஞ்சம் தூக்கிவிடு என்று சொன்னால் போதும்; தன்னால் நிகழ்ந்துவிடுகிறது.

ஓர் இடத்தில் ஞானானந்தர் "சாப்பிடுவோம், ஓய்வெடுப் போம். பாக்கியெல்லாம் குரு பார்த்துக்கொள்வார்" என்று சொல்கிறார். இன்னொரு இடத்தில் எதையும் படிக்காதே, எதையும் செய்யாதே, நான் என்ன சொல்கிறேனோ அதைக் கேள், ஏற்கனவே நான் எல்லாம் படித்துவிட்டேன், கையைப் பிடித்துக் கூட்டிக்கொண்டு போய்விடுகிறேன், கூடவே வா என்கிறார். மனதிற்கு மிகவும் இதமாக உள்ளது, நம்பிக்கை அளிக்கிறது. மிகவும் நோய்வாய்ப்பட்டுக் கிடந்தபோதெல்லாம் அவருடைய அருளை உணர முடிந்தது. அனுக்கிரகம் என்பது அத்ரவியம் (புலனறிதலுக்கு அப்பாலானது) ஆயிற்றே? அதை நான் எப்படிச் சொல்ல முடியும்? உணர்வுகளை எப்படிச் சொல்ல முடியும்? உருவம் கொடுக்க முடியுமா? இனிப்பு, இனிப்பு என்றுதான் சொல்ல முடியும். நான் ஒழுக்கமாக வாழத் தொடங்கி, சரணாகதி பாவம் எனக்குக் கைவரும்தோறும் எனக்கு அதுவரை நிகழாதது எல்லாம் நிகழத் தொடங்கியது. வெளியில் இதைச் சொல்ல முடியாது, சொல்லவும் கூடாது. என்னைப் பொறுத்தவரை உண்மை. நீங்கள் அதனை உண்மை என்று உணர்கிறீர்களா என்பது எனக்குத் தெரியவில்லை. எவ்விதத்திலும் நடக்கச் சாத்தியமில்லாததெல்லாம் நடந்தது. இது உண்மை; சத்தியம்.

உங்கள் தொழில் வாழ்விற்கு எவ்வகையிலேனும் இந்தக் கண்டடைதல்கள் பங்காற்றியுள்ளனவா?

சில நோயாளிகளுக்குப் பகவானிடம் பிரார்த்தனை செய்து வேண்டிக்கொண்டு, மருந்து கொடுக்கிறோம். ஒருவருக்கு *Azoospermia* (விந்தணு இல்லாமை) உள்ளது. ஆனால் கர்ப்பம் தரிக்க வேண்டும் என்கிறார். எப்படி நடக்கும்? சிகிச்சை யளிக்கலாம்தான். சிகிச்சை அளிப்பவர் தன்னை முழுமையாக ஈடுபடுத்திக்கொண்டு நோய் தீர்க்க முயல வேண்டும். டாக்டர் ஆகலாம்; ஆனால் ஹீலராகி குணப்படுத்த முடியுமா? குணப்படுத்துதல் என்பது வேறு. குணமாக்குதல் என்பதொரு வேள்வி. முழு ஈடுபாடு வேண்டும். அதை எல்லாருக்கும் என்னால் செய்ய இயல்வதில்லை. நூறில் நான்கு பேருக்கு சாத்தியமாகிறது. பாக்கி 96 பேருக்கு நான் கற்ற பாடத்தை அடிப்படையாகக் கொண்ட சிகிச்சைதான் அளிக்க முடியும். சிலருக்குக் கேட்கும், சிலருக்குக் கேட்காது. சங்கல்பம் (உறுதி ஏற்றல்) செய்துகொண்டு மருந்து கொடுத்தால் பொதுவாகக் கேட்கும். நோயாளி விடாமல் ஏதோ ஒரு நம்பிக்கையில் தொடர்ந்து வந்துகொண்டே இருப்பார். வலிப்பு நோய் இருக்கும், குழந்தை பிறக்காது. அப்பொழுது நாம் மனம் இரங்கி நம் குருவிடம் வேண்டுவோம். அவருடைய உதவியை நாடுவோம். உண்மையிலேயே யோகானந்தர்

அருளில் குணப்படுத்துதல் நிகழ்ந்துள்ளது. லகிரி மஹாசாயர் அருளாலும்கூட நிகழ்ந்துள்ளது.

ஸ்ரீவித்யா மார்க்கத்தில் இருந்தேன்; யோக மார்க்கத்தில் பயணித்தேன்; பூஜைகளைச் செய்தேன். கோயில் கோயிலாக அலைந்திருக்கிறேன். தான தர்மங்கள் செய்தேன். ஆனால் இவை எதிலுமே நிறைவை உணர இயலவில்லை. கர்மாக்கள் சேர்ந்திருக்கக்கூடும். அது நமக்குத் தெரியவில்லை. குருவினுடைய திருவடியைத் தவிர வேறு மோட்சமே இல்லை.

வைத்யநாதன் சார் எனக்கு வைத்தியத்தில் குரு. ஸத்குரு என்பவர் மெய்மையை உணரச் செய்பவர். ஒன்றாவது வகுப்பில் ஒரு ஆசிரியர், பத்தாவது வகுப்பில் ஒரு ஆசிரியர், முனைவர் ஆய்வுக்கு வேறு ஒரு ஆசிரியர். அந்தந்தப் பருவத்தில் எல்லாருமே பெரியவர்கள்தான். ஞானப்பசி! சாப்பாட்டிற்கே வழி இல்லாமல் இருந்தேன். அந்த நேரத்தில் வைத்யநாதன் சார் பசிக்கு தயிர்சாதம் போட்டார். இன்றைக்கு நம்பூதிரி சார் இரவு விருந்து போடுகிறார். இருவருமே சாப்பாடு போட்டவர்கள்தான்.

எப்படி நீங்கள் ஞானானந்தரை உங்கள் குருவாகக் கண்டடைந்தீர்கள்? அந்த அனுபவத்தைப் பகிர்ந்துகொண்டால் மகிழ்வேன்.

ஞானானந்தர் குழந்தை மாதிரி. ஒரு கடினமான காலகட்டத்தில் ஆன்மிக யாத்திரைக்குப் புறப்பட்டேன். அப்போது கும்பகோணம் அருகே உள்ள கோவிந்தபுரத்தில் உள்ள ஸ்வாமி போதேந்திரர் சமாதியைச் சுற்றிவிட்டு வரும் போது ஞானானந்தா பாதுகா மண்டபம் என ஒன்றைக் கண்டேன். பாலாஜி பாகவதர் என்று ஒரு தூய ஆன்மா கொண்ட பெரியவர், தவத்திரு ஞானானந்தரின் பாதுகையைக் கவனித்துவந்தார். அங்கு ஞானானந்தர் புத்தகங்கள், குரல் பதிவுகள் போன்றவை விற்பனைக்கு இருந்தன. அவற்றை அப்போது வாங்கி வைத்துக்கொண்டேன்.

பிறகு ஓகி புயல் வந்த சமயம். எனக்குச் சிறுநீரில் இரத்தமாக வந்தது. அதுவும் வலியில்லாமல் போனது. வலியுடன் சிறுநீரில் ரத்தம் வந்தால் சிறுநீரகப் பாதிப்பால் ஏற்பட்ட கல் அடைப்பு காரணமாக இருக்கலாம். எனக்கிருந்த அறிகுறிக்குச் சிறுநீர்ப் பையில் காச நோய் எனக் கண்டறிந்து சொன்னார்கள். கல்லீரல் நொதிகள் எல்லாம் கூடி காசநோய்க் கான மருந்துகளைப் பயன்படுத்த முடியாத நிலை. அந்த நேரத்தில் ஞானானந்த சுவாமிகள் பற்றிய குரல் பதிவுகளைக் கேட்டுக்கொண்டிருந்தேன். அன்றைய தினம் வானில் மின்னல் தோன்றுவதுபோல என் மன வானில் குருநாதர் சுடர்விடும் நட்சத்திரமாக தோன்றினார், "நீ ஒன்றுமே செய்ய வேண்டாம். ரொம்ப கஷ்டமாக இருக்கிறதா? பல்லைக் கடித்துக்கொண்டு பொறுத்துக்கொள். எல்லாம் ஸ்வாமி பார்த்துக்கொள்வார்."

இதுதான் எனக்கான அன்றைய தகவல்! நான் திருக்கோவிலூர் சென்று வந்தேன். ஆறு மாதமாகச் சரியாக உணவு உட்கொள்ள வில்லை. கடும் மன அழுத்தம். ஒரு இட்லி, ஒரு பழம் உண்பதுகூட சிரமமாக இருந்தது. "ஒன்று, என்னைக் கொன்றுவிடு அல்லது நோயைக் குணமாக்கு" என்று கதறி அழுது வேண்டினேன். "குருநாதா இதை நிகழ்த்துவது உனக்கு நிச்சயம் கடினம் கிடையாது. இப்படி இந்த நோயால் என்னால் கஷ்டப்பட முடியாது." என்று மனமுருக வேண்டி னேன். அன்று இரவு கோவிலில் பிரஸாதம் கொடுத்தார்கள். நெடுநாட்களுக்குப் பிறகு கொஞ்சம் சாதம் உள்ளே இறங்கியது. அன்றைக்கு மறைந்த இந்தப் பசியின்மை (மந்தாக்னி) இன்று வரை திரும்பி வரவேயில்லை.

ஊர் திரும்பியதும் உடனடியாக சிகிச்சையை தொடங்கி மருந்துகளை எடுக்கச் சொன்னார்கள். ஒரு வருடம்வரை மருந்துகளை எடுத்துக்கொள்ள வேண்டும் என அறிவுறுத்தப் பட்டேன். ஆனால் நான் மருந்துகளை எடுத்துகொள்ளவில்லை. நான் எப்புறமும் திரும்பாமல் கெட்டியாக அவர் காலைச் சிக்கெனப் பிடித்துகொண்டேன். 'இம்மையே உன்னைச் சிக்கெனப் பிடித்தேன், யானுனைத் தொடர்ந்து சிக்கெனப் பிடித்தேன்' என மாணிக்க வாசகர் பிடித்த பத்தில் சொல்வது போல என் குருநாதர் நீயே என்று அவன் காலைப் பற்றிப் பிடித்துக்கொண்டேன். ஞானானந்தரின் வழிகாட்டலில்தான் திருவாரூர் தட்சிணாமூர்த்தி ஸ்வாமிகளை கண்டடைந்தேன். ஞானானந்தர் கோவிலிலே தட்சிணாமூர்த்தி ஸ்வாமிகளின் உருவப் படம் உள்ளது. நெருக்கடிக்கு உள்ளாகும்போதெல் லாம் அவர் புத்தகங்களை எடுத்துப் படிப்பேன். அப்படி வாசிக்கும் சமயங்களில் என்னையும் அறியாமல் கதறிக் கதறி அழுத தெல்லாம் உண்டு. கருதிக் கருதிக் கவலைப்படுவார் கவலைக் கடலைக் கடியும் அருட் பெருந்தகை அல்லவா குருநாதர்? மோட்சம் என்று ஒன்று இருக்கிறதா? நாம் போகிறோமா? தெரியாது. ஆனால் இங்கே, இப்போது, இந்த நிமிடம் குருவை வணங்குவதில் பலன் இருக்கிறது. காவியுடை அணிந்த எந்தத் துறவியைப் பார்த்தாலும் ஓடோடிச் சென்று வணங்குவேன். அவர்களுக்குப் பணிவிடை செய்வேன். இத்தகைய மனப்பக்குவத்தைத் அளித்து எனக்கு என்றென்றும் வழிகாட்டுபவர் ஞானானந்தரே.

டாக்டருக்கும் வைத்தியருக்கும் உள்ள வேறுபாடு என்ன? அதை குணப்படுத்தும் திறமையுடன் இணைத்து நோக்க முடியுமா?

டாக்டர் என்பது கிரேக்கச் சொல். அதற்கு ஆசிரியர் என்று பொருள். வித்தையை அளிப்பவர் வைத்தியர். வாழும் வித்தையை அளிப்பவர் ஆயுர்வேத வைத்தியர். ஹீலர் என்பது அதற்கும் அடுத்த நிலை எனச் சொல்லலாம். பிராணாபிஸாரன் என்று பெயர். சத்மசரண், பிராணாபிஸாரன், வைத்யகுண

சம்பன்னன் என்றெல்லாம் வெவ்வேறு பெயர்கள் குறிப்பிடப்பட்டுள்ளன அல்லவா! வெளியேறிச் செல்லும் உயிரை இழுத்துக் கொண்டு வந்து நிலைநிறுத்தும் சக்தி உடையவர் பிராணாபிஸாரன். நாமெல்லாம் அந்த நிலையை அடையவில்லை. அத்தகையவர்கள் இருந்ததாகச் சொல்கிறார்கள். நான் அவர்களை இன்றுவரை பார்த்ததில்லை. சிறிய அளவிலான கவனப் பிழைகள், எதிர்பாராத வினைகள், ஒவ்வாமை, நோய் நிலையை அனுமானிப்பதில் பிழைகள் என நான் பார்த்த பெரிய பெரிய வைத்தியர்களுக்குக்கூடத் தவறுகள் நிகழ்ந்துள்ளன. எனினும் உலகம் அந்த பிழைகளைப் பற்றி பேசுவதில்லை. சரகரின் திஸ்ரேஷணீயம் அத்தியாயத்தில் குறிப்பிடப்பட்டுள்ள பிராணாபிஸாரன் எனும் சொல் ஆங்கிலச் சொல்லான ஹீலருக்கு மிக நெருக்கமான பொருள் அளிக்கக்கூடியது. தாத்தாவுடைய நினைவு நாளில் பிராணாபிஸாரன் என்று விருது அளிக்கிறோம். இதை ஹீலர் அவார்ட் என ஆங்கிலத்தில் சொல்கிறோம். தெய்வவியபாஸ்ரய (மணி மந்திரம் வேள்வி போன்ற சடங்குகள் வழி நோயைப் போக்கும் சிகிச்சை முறை) சிகிச்சையை உள்ளடக்கியது. வைத்தியன் என்ற சொல்லுக்கு அந்தப் பொருள் வருவதில்லை. ஆனால் நடைமுறையில் தெய்வவியபாஸ்ரயத்தைத் தவிர்த்துவிட்டுத்தானே தொழில் செய்கிறோம். இங்கே தெய்வம் என்கிற சொல்லுக்கு கடவுள் என்று பொருள் இல்லை, முன்வினை என்றே பொருள்.

> நிர்திஷ்டம் தெய்வ சப்தேன
> உபதாஹி பரோகேது துக்க துக்கஸ்ரய ப்ரதா

சரக ஸம்ஹிதை சாரீர ஸ்தானம் கதீதா புருஷீயம் அத்தியாயத்தில் உள்ள விளக்கம். வைத்யநாதன் சார் கற்றுக் கொடுத்தது. அப்படியே என் நினைவில் உள்ளது.

நம் இந்தியப் பண்பாடு வேதங்களில் வேர்கொண்டது. வேதங்களின் பார்வையில் ஸ்தூல சரீரம் (பரு உடல்), சூட்சும சரீரம் (நுண் உடல்), காரண சரீரம் (காரண உடல்) என உடலை மூன்று தளங்களாக வரையறை செய்கிறோம். இதில் ஸ்தூலம் கபம், சூட்சுமம் பித்தம், காரணம் வாதம் ஆகும். பிரம்மா வாதம், சிவன் பித்தம், விஷ்ணு கபம். பித்தா பிறை சூடி பெருமானே என்கிறோமே.

புலி பித்த பிரக்ருதி (பிறப்பியல்பு கொண்டது) வில்வம் பித்த சமனம் (தணிக்கக்கூடியது) துளசி கப சமனம். இது நேரடியாக சாஸ்திரத்தில் சொல்லப்படவில்லை. பசு பதி பாசம் பற்றியும் சாத்திரங்கள் நேரடியாகச் சொல்வதில்லை. இவற்றை முழுமையாகக் கற்க வேண்டும் என்றால் குருவின் துணை வேண்டும். இதெல்லாம் நாம் முதல் இரண்டு வகுப்பிலேயே சொல்லிக் கொடுத்துவிடுவோம். அறிதல் அளிக்கும் கண்ணீரில் அழுக்கெல்லாம் கரைந்துவிடும்.

ஸ்திர இயல்புடைய மருந்தைக் கொடுத்தால் வாதம் அடங்க வேண்டுமே, ஏன் அடங்கவில்லை? சிகிச்சை நாம் எதிர்பார்த்த பலனை அளிக்காதபோது நமக்கு சோர்வையும் வலியையும் ஏற்படுத்தும்.

சரக சம்ஹிதை சூத்ர ஸ்தானம் 'மகாசதுஸ்பாதம்' அத்தியாயத்திலேயே இந்தக் கேள்வி வருகிறது. இதில் மைத்ரேயர் என்பவர் ஆத்ரேயரைப் பார்த்து, "பதினாறு குணங்களும் நிரம்பிய பிஷக் (மருத்துவன்), திரவ்யம் (மருந்து) உபஸ்தா (செவிலி), ரோகி (நோயாளி) இருந்தும், ஒழுங்காகக் கற்றுச் சரியாக மருந்து கொடுக்கிறேன் ஆனால் பலனில்லை. ஒரு போலி அளிக்கும் மருந்து பலனளித்து எழுந்து நடந்து விட்டானே? முறைப்படி நான் கற்றதற்கும் சிகிச்சை செய்ததற்கும் என்ன மதிப்பு?" என்று கேட்கிறார். இது 20 ஆவது அத்தியாயத்தில் வருகிறது. "மித்யாஹாதி மைத்ரேய" (குழம்பிய புரிதல் கொண்ட மைத்ரேயா) என்று பதில் சொல்லத் தொடங்குகிறார் ஆத்ரேயர். மிகப் பிரமாதமான பதில் அது. "ஒருவன் கீழே விழுந்து கிடக்கிறான். அவனைத் தாண்டிச் செல்கிறாய். கை கொடுக்கிறாய். அவன் எழுந்திருக்க வேண்டும் என்று தலைவிதி இருந்தால் எழுந்திருப்பான். இல்லையென்றால் அப்படியே கிடப்பான். நீ கை கொடுக்க வேண்டியது உன் கடமை. கை கொடுக்காமல் சென்றால் அது உன் தவறு. கை கொடுப்பதுதான் சுதர்மம். "யாவத் கண்டகதா ப்ராணா தாவத்காரியம் சிகிட்சிதம்." பிராணன் கண்டத்தில் சென்றுகொண்டிருக்கும் வரையில் சிகிச்சையை செய்ய வேண்டும் என்கிறார். வேறெந்த மருத்துவத்தில் இப்படி சொல்லப்பட்டிருக்கிறது? சரகரைத் தவிர வேறு யார் இதைப் பற்றி பேசுகிறார்கள்? நீ முயற்சி செய்துகொண்டே இரு. இறக்கும்வரை மருந்து கொடுத்துக்கொண்டே இரு. நோய் குணமாகுகிறதோ, குணமாகவில்லையோ அதைப் பற்றி உனக்கு என்ன கவலை? நீ மருந்தைக் கொடு. அதுதானே உன்னுடைய சுதர்மம். ஒரு மருந்தைக் கொடு. அது கேட்க வில்லையா? அடுத்ததைக் கொடு. அதுவும் கேட்கவில்லையா? அதற்கு அடுத்ததைக் கொடு.

இந்த வழிகாட்டலை முழுமையாகக் கடைபிடிக்கிறேனா என்று சொல்ல முடியாது. 70% வரை கடைபிடிக்கிறோம். இன்றைய வாழ்க்கை முறையில் முழுவதுமாகக் கடைபிடிப்பது சவாலானது. ஆனால் அடைய வேண்டிய நிலை அவர்கள் கோடிட்டுக் காட்டும் அந்த லட்சியம்தான். ஒருநாள் அந்த லட்சியத்தை உறுதியாக அடைவோம். புறத் தேவைகள் எல்லாம் நிறைவடைந்த பிறகு அந்த லட்சியத்தை மட்டுமே இலக்காகக் கொள்ளும்போது நிச்சயம் சாத்தியமாகும்.

ஆயுர்வேதத்தில் யுக்தி வியாபஷ்ரயம் (அறிவைப் பயன்படுத்தித் தர்க்க ரீதியாக சிகிச்சை அளிக்கும் முறை) சத்வாவாஜயம் (மனதை

வெல்வது), தெய்வவியபாஸ்ரய (கர்மங்களை கழிப்பதன் வழியான சிகிச்சை. மருந்துகளற்ற மாந்திரீக சிகிச்சை முறை என சொல்லலாம்) என மூன்று சிகிச்சை முறைகள் குறிப்பிடப்பட்டுள்ளன. ஆயுர்வேத மருந்துகளும் பஞ்ச கர்ம சிகிச்சைகளும் யுக்தி வியபாஸ்ரயம் எனும் தர்க்கப்பூர்வ சிகிச்சைக்குக் கீழ் வரும். நடைமுறையில் ஆயுர்வேத மருத்துவர்களால் தெய்வ வியபாஷ்ரயம் அவ்வளவாகப் பின்பற்றப்படுவதில்லை. நீங்கள் திரிதோஷ மெய்ஞான விளக்கம் நூலில் மருத்துவ ஜோதிடம், வெவ்வேறு மணிகளின் மருத்துவப் பயன்பாடு பற்றி எழுதியுள்ளீர்கள். நிற சிகிச்சையைக்கூட முக்குற்ற அடிப்படையில் விளக்கியிருப்பீர்கள். இவ்வகை சிகிச்சை முறைகள் சார்ந்து உங்கள் அனுபவம் என்ன? அவை பலனளிக்கின்றனவா?

இறைசார் சிகிச்சை மிக முக்கியமானது, சாஸ்திரம் அதை அங்கீகரித்துள்ளது. தோல் நோய்களை பற்றிய அத்தியாயத்தில் சூரிய வழிபாடு குறிப்பிடப்பட்டுள்ளது. காய்ச்சல் சிகிச்சையில் விஷ்ணு வழிபாடு பரிந்துரைக்கப்படுகிறது. பல மந்திரங்கள் மூல நூல்களில் குறிப்பிடப்பட்டுள்ளன. சுஸ்ருத ஸம்ஹிதையில் ரஸாயன விதியில் காயத்ரி மந்திரம் ஒரு பகுதியாக வருகிறது. வமன சிகிச்சையின்போது புத்த மந்திரமும் பைஜஷ்ய குரு வைடூர்ய பிரபு ராஜாய என்ற மந்திரப் பயன்பாடும் மிகவும் பிரபலம். தன்வந்தர மந்திரம், மஹா மிருத்யுஞ்சய மந்திரம், சுதர்சன மந்திரம், வைத்தியநாத அஷ்டகம் போன்றவை பரவலாக அனைவரும் சொல்லக்கூடியவைதான். திருவள்ளூர் வீரராகவ பெருமாள் ஆலயத்தில் மருத்துவக் குறிப்புகள் காணக் கிடைக்கின்றன. நம்பிக்கை உள்ளவர்களுக்கு இவற்றைப் பயன்படுத்தலாம்.

நான் குழந்தையின்மைக்கும் மனநோய்க்கும், வெண் புள்ளி தோல் நோய்க்கும் தெய்வ விபாஸ்ரய சிகிச்சை பயன்படுத்துகிறேன். இது என் நம்பிக்கையைப் பொருத்தது. வைத்தியருக்கும் நம்பிக்கை இருந்து நோயாளிக்கும் நம்பிக்கை இருந்தால் சிகிச்சை செய்யலாம். மணி மந்திரங்களுக்குப் பலன் உண்டு. பரமஹம்ச யோகானந்தரின் குருவாகிய யுக்தேஸ்வரர் கையில் செம்பு, வெள்ளி, தங்கம் பொருத்திய வளையத்தைப் போட்டுக்கொள்ளச் சொல்வார். பரமஹம்ச யோகானந்தரின் நேரடிச் சீடராகிய ராய் யூஜின் டேவிஸ் எனக்கு ஒன்று செய்தளிப்பதாகச் சொன்னார். ஆனால் நானாகவே ஒன்று செய்து அணிந்துகொண்டேன்.

சோதிடம் ஓரளவிற்குப் பலன் அளிக்கும் அது சொல்பவரின் நிபுணத்துவத்துத்தைப் பொருத்தது. சோதிடம் வேதத்தின் அங்கம். சோதிடம் பொய் என்றால் வேதமும் பொய் என்று சொல்ல வேண்டிவரும். வேதம் பொய் என்றால் உபவேதமாகிய ஆயுர்வேதமும் பொய் என்று சொல்ல வேண்டிவரும். இவை எல்லாம் நம்பிக்கை சார்ந்த ஆப்த வசனங்கள் (தகுதி வாய்ந்த மூத்தோர் வாக்கு).

ஒரு சில மதங்களைச் சார்ந்தவர்கள் நோயைக் குணமாக்கு வதாக தொடர்ந்து தொலைக்காட்சிகளில் விளம்பரங்கள் செய்துவருகிறார்கள். அவர்களால் டவுன் சிண்ட்ரோமையோ (down syndrome), மோட்டார் நியுரான் டிசிசையோ (Motor Neuron disease), மயோபதியையோ (Myopathy) குணப்படுத்த முடியுமா எனக் கேட்டால் முடியாது என்பதே பதில். இதை சிவபெருமானாலோ இயேசு கிறிஸ்துவாலோ கூட குணப்படுத்த முடியாது. பிரார்த்தனை செய்வது நல்லது. பிரார்த்தனையினால் ஒரு சில நோய்கள் எளிதாக குணமாகும். ஆனால் அதுவும் ஒரு சிலருக்கே நடக்கும். எல்லோருக்கும் பலனளிக்கும் எனச் சொல்லிவிட முடியாது. ஆகவே இதை விளம்பரப்படுத்துவது தவறானது.

தான் வணங்காத தெய்வங்களை சாத்தான் என்றும், பேய் என்றும் சொல்வது சரியல்ல. தன்னுடைய பெருமைகளைச் சொல்லலாம்; தவறில்லை. ஆனால் அதற்காகப் பிறரைக் குறை சொல்ல வேண்டியதில்லை. என் சாமி உயர்வு, உன் சாமி தாழ்வு நீ நரகத்திற்குப் போவாய் என்று ஏன் சொல்ல வேண்டும்? சொர்க்கத்தையும் நரகத்தையும் கண்டு வந்தவர்கள் எவர்? பஸ் அல்லது ரயிலேறிச் செல்லும் ஒரு ஊரா என்ன? ஆதலால் தெய்வ விபாஸ்ரய சிகிச்சை இந்து நம்பிக்கையுடன் முரண்படக்கூடிய நம்பிக்கை கொண்டவருக்கு பலனளிக்குமா எனத் தெரியவில்லை. உதாரணத்திற்கு ஒரு நிகழ்வைச் சொல்லலாம். இறுகிய மத நம்பிக்கை கொண்ட அன்பர் ஒருவர் என்னிடம் சிகிச்சைக்கு வந்தார். மருத்துவமனையில் திருமூலர், திருவள்ளுவர் ஆகியோரின் படங்கள் உண்டு. மருந்தைக் கொடுத்தால் 'இது சாத்தான். எனக்கு வேண்டாம்' என சொல்லிவிட்டு போய்விட்டார். அகத்தியர், திருமூலர், தன்வந்திரி சிவபெருமான், கண்ணப்ப நாயனார் இவர்கள் எல்லாம் சாத்தான்களா அல்லது பேய்களா? இவற்றை நான் என்னவென்று சொல்வது? மிகுதியான சகிப்புத்தன்மை உள்ள எனக்கே அகம் தன்னிலை இழக்கும் பொழுது, அகம் தன்னிலை இழந்த ஒருவன் என்ன செய்வான்?

உங்களுக்கு வாசிப்பு தவிர இசையிலும் ஆர்வமுண்டு என அறிகிறேன். நீங்கள் ஒரு நாதஸ்வர வித்வான் பற்றி எழுதிய ஒரு பதிவை உங்கள் வலைதளத்தில் வாசித்திருக்கிறேன். உங்கள் இசை ஆர்வம் பற்றி . . .

எனக்கு இளம் வயது முதலே இசையில் மிகப் பெரிய ஈடுபாடு உண்டு. இசைக்கு என்னை முழுவதுமாக ஒப்புக் கொடுத்துவிடுவேன். நாதஸ்வர மேளம் எங்கு கேட்டாலும் எனக்கு இருப்பு கொள்ளாது. பாவம், ராகம், தாளம் என மிக அருமையானது இசை. பாவம் கபம், ராகம் பித்தம், தாளம் வாதம். இதை உணர வேண்டும். ஸ்ருதி மாதா லயம் பிதா என்பார்கள். பூதப்பாண்டியில் ராத்திரி 1 மணிக்கு

மல்லாரி ராகம் வாசிப்பதைக் கேட்கச் செல்வேன். சுசீந்திரம் 7ஆம் தேர்த் திருவிழாவில் நாதஸ்வரக் கச்சேரியைக் கேட்க இங்கிருந்து செல்வேன். குரலிசையில் மதுரை சோமு, தஞ்சாவூர் கல்யாணராமன் இவர்கள் இசையெல்லாம் எனக்குப் பிடிக்கும். சினிமாவைப் பொறுத்தவரை இளையராஜாவின் இசை பிடிக்கும். பாட்டில் மனதைப் பறி கொடுத்த மகாகவி சுப்பிரமணிய பாரதியார், 'பாட்டினைப் போல் ஆச்சரியம் பாரின் மிசை இல்லையடா' என்றார்.

இசைக்கு நோயைக் குணப்படுத்தும் தன்மை உண்டா? ஆயுர்வேத ரீதியாக எப்படிப் புரிந்துகொள்ளலாம்?

என்னுள்ளே கனன்றுகொண்டிருந்த இசை அறிவை வைத்தியத்தோடு இணைத்தவர் என் குருநாதர் வைத்தியநாதன் சார்தான். முஹாரி ராகம் ரூக்ஷம் (வறட்சி) மந்தம். ஹம்ஸநாதம், பித்த சமனம். கல்யாணி பித்த சமனம். ஹிந்தோளம் வாத சமனம். சங்கராபரணம் பித்த சமனம். சங்கரன் சிவன்தானே. இந்த நுட்பங்களை வைத்தியநாதன் சார் எனது பதினெட்டாவது வயதில் எனக்கு அறிமுகப்படுத்தினார். அப்போதே என்னால் இதை முழுவதுமாகப் புரிந்துகொள்ள முடிந்தது. அவருக்கு இருநூற்று ஐம்பது கீர்த்தனைகளாவது மனப்பாடமாகத் தெரியும். அவருடைய அண்ணன் பி.ராஜம் ஐயர் இசைக் கல்லூரி முதல்வர். அவரிடமே இருநூறு கீர்த்தனைகள் வரை படித்துள்ளார். என்னால் இப்பொழுது இந்த நோய்க்கு இந்த ராகம் என்று சொல்ல முடியும். காரண காரியங்களுடன் சொல்வதற்கு எனக்கு முறையான பாடம் இல்லை. ஆனால் பித்த சமனம், இரத்தக் கொதிப்புக்கு இரண்டு ராகம் சொல்லுங்கள் என்றால், நளினகாந்தி, மோஹனகல்யாணி கேட்டுப் பாருங்கள் என்று சொல்லி விடுவேன். இசை கேட்கும் ஆற்றல் உள்ள ஒருவருக்குத்தான் அதன் நுட்பம் புரியும். சங்கீத ஞானம் இல்லாத ஒருவர் அந்த ராகங்களைக் கேட்டால் நோய் குணமாகாது. ஆயுர்வேதம் உடலையும் தாண்டி ஆன்மாவைத் தொடுவது. எனவே முழுமை நோக்கு இல்லாவிட்டால் குணமாக்க முடியாது. இசை கேட்பது மிகப் பெரிய சுகம். இசையை அனுபவிக்கும் ஆற்றல் இருக்க வேண்டும். இருந்தால் இசையை வைத்து குணப்படுத்திவிடலாம். மேற்கத்திய இசையை ரசிக்கும் பக்குவம் எனக்கு இல்லை. அந்த இசையின் இயல்பு ரூக்ஷமாகவும் (வறட்சியாகவும்) சலமாகவும் (நிலையற்று) உள்ளது. அந்த இசை அமைதிக்கு இட்டுச்செல்லாமல் கொந்தளிப்புக்கு இட்டுச்செல்கிறது. கபப் பிரக்ருதிகளுக்கு அந்த இசை உதவும் என்பதே என் புரிதல். வாதப் பிரக்ருதிகளுக்கு உரிய மென்மையான இசையும் உண்டுதான். புல்லாங்குழல், வீணை, சங்கராபரணம், ஹிந்தோளம், கல்யாணி போன்றவை அமைதியை அளிக்கும். இந்த இசையைத்தான் கேட்க

வேண்டும், இந்த ராகத்தைத்தான் கேட்க வேண்டும் என்று நாம் பெரும் கவனத்துடன் எதையும் தேர்வு செய்வதில்லை. நாம் எல்லாவற்றையும் திரிதோஷமாகக் காண்பதால், இதையும், திரிதோஷமாகக் காண்கிறோம். இசை கேட்டால் புவி அசைந்தாடும் என்பது எவ்வளவு அர்த்தம் பொதிந்த சொற்றொடர்.

இன்று ஆயுர்வேதமும் யோகமும் சேர்ந்தே வெளிநாடுகளில் சென்றடைந்திருக்கின்றன. ஆனால் ஆயுர்வேத மூல நூல்களில் இந்த இணைப்புக்கான குறிப்புகள் உள்ளனவா? குறிப்பாக யோகாசனம், பிராணாயாமம் போன்றவற்றின் மருத்துவப் பயன்கள் பற்றி ஏதேனும் குறிப்புகள் உள்ளனவா?

சரக ஸம்ஹிதையில், யம நியமங்கள் ஆச்சார ரஸாயன மாகச் (நன்னடத்தைகள் வழியாக உடல்நலத்தைப் பேணுதல்) சொல்லப்பட்டுள்ளன. கதீதா புருஷீயத்தில் மோட்சம், சாந்தி, ஸமாதி, நிர்வாணம் போன்றவற்றைப் பற்றி சரகர் பேசுகிறார். ஆஸனம், பிராணாயாமம், பிரத்தியாஹாரம், தாரணம் போன்றவை பற்றிக் குறிப்புகள் இல்லை. அஷ்டாங்க ஸங்கிரஹத்திலும், சுஸ்ருத சம்ஹிதையிலும் வஸ்தி போய் வெளியே வரவில்லையென்றால் உத்கடாஸனமும் பிராணாயாமமும் செய்ய வேண்டும் என்று சொல்லப் பட்டுள்ளது. மற்றபடி இந்த நோய்க்கு இந்த ஆஸனம் என்ற வகையில் எந்தக் குறிப்பும் இல்லை.

ஹதயோகத்தில் ஆயுர்வேதம் தொடர்பான பார்வைகள் உண்டா?

ஹதயோகம் என்பதே வாத பித்த கபம்தான். ஹ என்றால் பித்தம், த என்றால் கபம். பிரக்ருதி ஸம ஸமவாய சூத்திரம், விக்ருதி விஷம ஸமவாய சூத்திரம் என்று அதற்கு ஒரு சூத்திரம் சொல்கிறார்கள்.

ஆன்மிக விடுதலை அடைதல், மூச்சைக் கட்டுப்படுத்துதல், மனதைக் கட்டுப்படுத்துதல், நான் மெய்ப்பொருள், செம்பொருள் என்பதை உணர்தல். ஸ்வரூப ஸித்தி (தன்னுருவை உணர்தல்) தான் யோகத்தின் இலக்கு. அந்த இலக்கை அடைவதற்கான வழிமுறைகளில் ஒன்று தான் ராஜயோகம். கிரியா யோகம் எல்லாம் ராஜ யோகத்தின் ஒரு பகுதிதான். யோகாசனங்களையும் பிராணாயாமத்தையும் சிகிச்சை முறையாகக் காணும் பார்வை எல்லாம் நூறாண்டுகளுக்கு முன்னர்தான் இங்கு வந்தது. எனினும் பவன முக்தாஸனம் போல அபான வாயுவைக் கீழ்முகமாக இயக்குகின்ற ஆஸனம் எல்லாம் புழக்கத்தில் இருந்திருக்கின்றன.

முழுமையான ஆயுர்வேத மருத்துவராக விரும்புகிறவருக்கு உங்கள் வழிகாட்டுதல் என்ன?

பக்தி இலக்கியங்களில் அபிராமி அந்தாதி மிக முக்கிய மானது. லலிதா ஸகஸ்ர நாமத்திலேயே மருத்துவக் குறிப்புகள் உள்ளன. ஆறு சக்கரங்களுக்கும் ஏழு தாதுக்களுக்குமான உறவுகள் பேசப்படுகிறது. மஜ்ஜா தாதுவில் அம்பாள் இருக்கக் கூடிய நிலையைக் குறிப்பிடுகிறது. அதற்குப் பிறகு சித்த மருத்துவத்தைக் கற்கத் தொடங்கினேன். இப்போது புழக்கத்தில் உள்ள சித்த மருத்துவ முறைகளையும், புழக்கத்தில் இல்லாத முற்காலத்துத் தமிழ் மருந்துகளையும் தேடித் தேடி வாசித்தேன். இதயத் துடிப்பின் லய பிறழ்வுகள், சிசுவியல், நாளமில்லாச் சுரபியியல், எலக்ட்ரோலைட் சமமின்மை என மீண்டும் நவீன மருத்துவ அறிவியல் வாசிப்பு தொடர்ந்தது. சோதியமும் பொட்டாசியமும் கூடுவதையும் குறைவதையும் முக்குற்றக் கண்ணோட்டத்தில் எப்படி அணுகுவது என யோசித்தேன். சிவ வாக்கியர், தாயுமானவர், மகாகவி சுப்பிரமணிய பாரதியாரின் குயில் பாட்டு, வசன கவிதைகள், பதஞ்சலி யோக சூத்திரம் போன்றவற்றை ஏற்கனவே ஆழ்ந்து படித்துள்ளேன். முன்பு வாசித்ததைத்தான் இப்பொழுது மீண்டும் மீண்டும் வாசிக்கிறேன். புராணங்களையும் ஸ்மிருதிகளையும் வாசிப்பதை நிறுத்திவிட்டேன். ஆனால் இப்போதும் பட்டினத்துப் பிள்ளையார் திரட்டு, மெய்ஞானத் திரட்டு போன்றவை எல்லாம் வேண்டியிருக்கிறது. இவற்றை எல்லாம் விட்டுவிட்டு சரகம், சுஸ்ருதம், வாக்பட்டம் மட்டும்தான் ஆயுர்வேதம் என்று நினைத்தால் ஒன்றும் செய்ய முடியாது. முழுமையை எய்த முடியாது. முழுமையான அறிவு வேண்டு மெனில் யாவற்றையும் படிக்க வேண்டும். தமிழ்நாட்டி லிருந்து வந்த பதார்த்த குண விளக்கம், கேரளத்திலிருந்து வந்த ஸஹஸ்ரயோகம், கர்நாடகத்தின் கொடையான கல்யாண காரிகை, ஆந்திரத்தின் பஸவராஜ்ஜியம், குஜராத்தின் சக்ரதத்தம், மத்தியப் பிரதேசத்து கத நிக்ரஹம், வங்காளத்துப் படைப்பான வங்கசேன சம்ஹிதை என இந்தியப் பெருநிலத்தின் பல்வேறு பகுதிகளிலிருந்து ஆயுர்வேதத்திற்குப் பங்காற்றியிருக்கிறார்கள். ஆனால் ஆயுர்வேதத்திலும், சித்த மருத்துவ நூல்களிலும் சொல்லப் படாத மருந்துகள் குமரி மாவட்டத்தில் புழக்கத்தில் உள்ளன. இந்த நிலப்பகுதியில்தான் குறிஞ்சி, முல்லை, மருதம், நெய்தல், பாலை என ஐவகைத் திணைகளும் உள்ளன. குமரி மாவட்டத்து நாடார்களும் பிள்ளைமார்களும் இப்பிராந்தியத்தின் மருத்துவத்திற்குப் பங்காற்றியுள்ளார்கள்.

கன்னியாகுமரி மாவட்டம் கடல் கொண்ட குமரிக் கண்டத்தின் எச்சம் என்று ஒரு நம்பிக்கை உண்டு. அது மட்டுமல்ல; தென் திருவிதாங்கூர் ஆட்சியில் இக்குமரிப் பகுதி மிக முக்கியப் பகுதியாக இருந்ததை வரலாற்றில் அறிகிறோம். மருத்துவத்தில் தனித்தன்மை பெற்றுத் திகழ்ந்த தென்திருவிதாங்கூர் மருத்துவப் பாரம்பரியம் பற்றிச் சொல்லுங்கள்.

பதினாறாம் நூற்றாண்டிற்குப் பிறகு விதவிதமான மருந்து களைத் தயார் செய்துள்ளனர். வர்ம சிகிச்சை, பெண்களுக்கான நோய்கள், தோல் நோய்கள், குழந்தைகளுக்கு வரும் கரப்பான் நோய்கள், குடலைச் சுத்தப்படுத்தப் பலவிதமான மருந்து விளக்கெண்ணெய்களைப் பயன்படுத்துதல், தாரைகள் (எண்ணெய் அல்லது திரவத்தைச் சீராக ஒழுகவிடும் சிகிச்சை), தளங்கள் (தலையில் போடப்படும் பூச்சு மருந்து), அஜ மாம்ஸ கிழி (கிழி என்பது பொட்டலம். ஆட்டு மாமிசத்தைக் கொண்டு செய்யப்படும் ஒற்றட சிகிச்சை), கோழி மாம்ஸ கிழி போன்றவை எல்லாம் இப்பகுதி நாடார் இன மக்களின் பங்களிப்பில் வந்தவையே. இந்தப் பங்களிப்புகளை விட்டுவிட்டு இந்தப் பகுதியின் மருத்துவ வரலாற்றைப் பேச முடியாது.

முக்கியமாகப் போரை மையமாகக் கொண்ட சிகிச்சை முறைகள் இவை. குளச்சல் போரில் அடிபட்டவர்களுக்கு ஏற்பட்டிருக்கக்கூடிய நுடம், எலும்பு முறிவு, தசை கன்றிப் போதல் உள்ளிட்ட நோய்களுக்கான தீர்விலிருந்து தான் சிகிச்சை முறை தொடங்கியிருக்க வேண்டும் என்று எண்ணு கிறேன். ஆனால் முழுமையான மருத்துவ முறை அல்ல. இந்த சிகிச்சை முறையில் மர்மம், வர்மம், அடி, சுளுக்கு, வசவு, பிடி தைலம் சார்ந்துதான் 70% எழுத்துக்கள் உள்ளன. ஆனால் அங்கே டிமயிலினேஷன் (*demyelination* – நரம்பு மீது உள்ள மெழுகு குலைந்து நரம்பு சரியாக மின் சமிக்ஞைகளை கடத்தாத நிலை), வாஸ்குலைட்டிஸுக்கு (*vasculitis* – இரத்த நாளங்களின் அழற்சி) மருந்து தேடக் கூடாது. தாது பாகம் (தாதுக்கள் ஏழு. ரஸம், ரத்தம், மாமிசம், கொழுப்பு, எலும்பு, மஜ்ஜை, சுக்கிலம். அவை நொதிந்துபோகின்றன. இதைச் சிக்கலான நோயாக ஆயுர்வேதம் கருதுகிறது) என்றால் என்ன என்று கேட்கக் கூடாது. கர்ப்பக்குழாய் அடைப்பு (*fallopian tube block*) கணைய அழற்சி (*pancreatitis*) பற்றியும் அந்த மருத்துவ முறையைக் கொண்டு ஆராயக் கூடாது. அவர்களின் மருந்துகள் மிகத் தனித்தன்மை வாய்ந்தவை. ஏற்கனவே உள்ள மருத்துவக் குறிப்புகளின் நகல்கள் அல்ல. தொடர்ச்சியாக அவர்களின் நூல்களை வாசிக்கிறேன். இப்போது கிரிசம் என்று ஒரு புத்தகம். கிரிசம் என்றால் மனநோய். பதினெட்டு வகையான மனநோய்களுக்கு மருந்து சொல்லியிருக்கிறார்கள். தளம், பேய்ப் பீர்க்கங்காய் வைத்து நஸ்யம் என அற்புதமான சிகிச்சை முறைகள் குறிப்பிடப்பட்டுள்ளன. பதினான்காம் நூற்றாண்டின் வங்கசேன சம்ஹிதையில் சொல்லப்பட்டுள்ள சிகிச்சை முறைகளை ஒத்தவை இவை.

இன்று இம்மரபைப் பேணுபவர்களிடம் உள்ள சிக்கல் என்னவென்றால் எல்லா நோய்களும் குணமாகிவிடும் என்று அதீத நம்பிக்கையுடன் பேசுவதுதான். தன்னைப் பெருமைப் படுத்துவதற்காக அடுத்தவர்களை இகழ்ந்து பேசுவதும்,

நம்மைத் தவிர மீதி எல்லாருமே அறிவிலிகள் என்று நம்புவதும், தெரியவில்லை என்று நாம் போய்க் கேட்டால் கேலி செய்வதும் என இன்று அம்மருத்துவ முறையைப் பின்பற்றுபவர்களின் மனப்போக்கே முதன்மையான சிக்கல். ஆகவே அவர்களை நெருங்குவதற்கு அச்சமாக உள்ளது. எல்லாரும் அப்படி இல்லை. சில விதிவிலக்குகளும் உண்டு.

இன்றைக்கு மருத்துவத் துறையில் சுமார் 7 லட்சம் நோயாளிகளைப் பார்த்துள்ளேன். விளம்பரப்படுத்தி, மக்களுக்கு நம்பிக்கையூட்டும் படி பேசி, கொஞ்சம் அறிவும் இருந்தால் நல்ல மருத்துவர் எனப் பெயரெடுக்கலாம். முதல் மூன்று வருடங்கள் சற்றுக் கடினமாகத்தான் இருக்கும். இளம் மருத்துவர்களுக்கு நான் கூறும் மிக முக்கியமான ஆலோசனை ஒன்றுண்டு. ஆர்வம் மேலிட சாஸ்திரத்தை நிரூபிக்க முயற்சி செய்யக் கூடாது. ஸ்நேகபானம் (நெய்ப்பு பானம்) அளிக்கிறோம். காஸ (இருமல்) ரோகத்திற்கு மிருது (மென்மையான) ஸ்நேகபானம் மூன்று நாட்களுக்குச் செய்ய வேண்டும். மூன்றாவது நாளில் ஸம்யத் ஸ்நிக்த லட்சணம் (நெய்ப்பு உடலில் சரியாகச் சேரும்போது ஏற்படும் குறிகள்) வர வேண்டும் என்று நிரூபிக்க முயற்சி செய்கிறவர் தோற்றுப்போவார். சரகர் ஏழு நாள் எனச் சொன்னபோது அவருக்கு உரை எழுதிய சக்ரபாணி ஒன்பது நாட்கள்வரை ஸ்நேகபானம் அளிக்கலாம் என்கிறார். நெளிவு சுளிவுகள் அறிந்து அறிவைத் தக்கபடி பயன்படுத்த வேண்டும்.

தமிழ் மருத்துவத்தில் நோயறிதலில் நாடிக்குப் பெரும் பங்கு உள்ளது. என் தாத்தா நாடி நோக்கி நோய்களையும் மரணக் குறிகளையும் கண்டு சொல்வதைப் பார்த்திருக்கிறேன். உங்களுக்குத் தொடக்க காலத்தில் நாடி மீது நம்பிக்கை இல்லை எனப் பல உரைகளில் சொல்லியிருக்கிறீர்கள். ஆனால் தற்காலத்தில் நிலைப்பாடு மாறியுள்ளதாகத் தெரிகிறதே.

ஆம். தொடக்க ஆண்டுகளில், நான் நாடி நோக்குவதை பொய் என்றே நம்பினேன். நாடி நோக்கி கர்ப்பத்தில் இருக்கும் குழந்தை ஆணா, பெண்ணா என்று சொல்வதெல்லாம் போலித்தனம் என்றே நினைத்திருந்தேன். சரகரோ, சுஸ்ருதரோ, வாக்படரோ நாடி பார்க்க வேண்டும் என்று சொல்லவில்லை. நாடி மூலம் நோய் அறியும் முறை பதினான்காம் நூற்றாண்டிற்குப் பிறகு வந்தது. தஞ்சாவூர் சரஸ்வதி மஹால் நூல் நிலையத்தி லுள்ள புத்தகங்களில் நாடி குறித்த தகவல்கள் உள்ளன. சித்த மருத்துவ நூல்களிலும் நாடி குறித்துத் தகவல்கள் உள்ளன. எனினும் சித்த மருத்துவர்களும் நாடி துல்லியமாகக் கணித்துச் சொல்லி நான் பார்த்ததில்லை. ஒருவர் நாடி பார்த்துவிட்டு *L4 – L5 disc prolapse* (தண்டுவட சவ்வு விலகல் நோய்) என்று சொல்கிறார். அது எப்படிச் சொல்ல

முடியும்? வாத பித்த கபங்களை வைத்துச் சொல்வதுதான் நாடி. வலது சினைப்பை கட்டிப் பற்றி நாடிப் பார்த்துச் சொல்ல முடியுமா? சொல்ல முடியாது. இப்போது ஓரளவு அனுபவங்கள் பெற்ற பின்னர் என்னாலும் மன நோய்கள், அடிபடுதல் எனச் சில நிலைகளைச் சொல்ல முடிகிறது. ஆகவே நாடியை முற்றிலுமாக ஒதுக்கிவிட முடியாது என்பதே எனது இன்றைய புரிதல். அதில் நிச்சயம் கொஞ்சம் உண்மை உள்ளது.

சீன மருத்துவர்களின் நாடி முறைதான் ஓரளவு துல்லியமாக உள்ளது. குளிர்ச்சி, சூடு எனும் இருமைதான் அவர்களுடைய கொள்கை. அந்த மருத்துவ முறையின் நுண்மை தெரியவில்லை. மொழி புரியவில்லை. ஆங்கிலத்தில் புத்தகங்கள் மிகக் குறைவாக உள்ளன. மூலிகைகளில் நிறைய ஒற்றுமை உள்ளது. அக்குபஞ்சர், அக்குபிரஷர் முறைகள்தான் பிரபலம். அவற்றுக்கு பதில்தான் நமக்கு வர்மக்கலை இருக்கிறது.

சரக ஸம்ஹிதை ஸ்ரோதோ விமானம் எனும் அத்தியாயத்தில் ஸ்ரோதஸினுடைய முக்கிய பரியாயங்களில் (வேறு பெயர்களில்) நாடி என்ற வார்த்தையும் உண்டு. பிரக்ருதி (பிறப்பியல்பு), விக்ருதி (நோயியல்பு), ஸாரம் (எந்த தாது முக்கியமாக உள்ளது எனச் சொல்வது), ஸம்ஹனனம் (உடலமைப்பு), ஆஹார சக்தி, வியாயாம சக்தி (உடலுழைப்புக்கான சக்தி) என்று சொல்லி விடுகிறார். தூஷ்யம் (பாதிப்புக்குள்ளாகும் பகுதி), தேசம், பலம், காலம் போன்றவற்றை அவர் குறிப்பிடவில்லை, அவருக்குப் பிற்காலத்தவரான வாக்படர்தான் சொல்கிறார். இவர் தசவிதப் பரீக்ஷா (பத்துவித பரிசோதனைகள்), கரணம் (உபகரணம் எனும் பொருளில்), காரணம், காரிய யோனி (காரியம் எங்கிருந்து செயல்படுகிறது), காரிய பலம் (விளைவு), அனுபந்தம் (இணைந்த), தேசம், காலம், பிரவிருத்தி, உபாயம் என்றார். நாடியைப் பற்றி மிகைப்படுத்திப் பேசுபவர்கள்தான் மிக அதிகம். உண்மையாக நாடி பார்ப்பவர்கள் உண்டு; ஆனால் குறைவு.

வர்மக் கலை சார்ந்து உங்களின் அணுகுமுறை என்ன?

வர்மக் கலையில் நிறைய சாதக அம்சங்கள் உள்ளன. முடியும், முடியாது என்று சொல்வதில் அவர்களுக்குத் தெளிவு இல்லை. நவீன மருத்துவ அறிவும் உடற்கூறியியல் அறிதலும் இருந்தால் நல்ல பலனளிக்கும். நம்மால் முடியாததை அவர்கள் செய்து காண்பிக்கிறார்கள் என்பது உண்மை தான். நல்ல விதமாகச் செய்பவர்களும் உண்டுதான். ஆனால் கொஞ்சம் மிகையான தன்னம்பிக்கை உடையவர்கள். முறையான பயிற்சி இல்லாததே அதற்கு முதன்மையான காரணம். மல்டிபில் ஸ்கிலிரோசிஸ் (*Multiple sclerosis*) நமது நோய் எதிர்ப்பு சக்தி நரம்பு மீதிருக்கும் படலத்தை அழித்துவிடும். ஆகவே

மூளை இடும் ஆணைகளை உறுப்புகள் செயல்படுத்துவதில் சிக்கல் ஷை ட்ரேகர் சிண்றோம் *(Shy–Drager syndrom* – மிகத் தீவிரமான நரம்பு மண்டல நோய்), லூபஸ் நெஃப்ரைட்டிஸ் *(lupus nephritis* – நோய் எதிர்ப்பு ஆற்றல் சிறுநீரகங்களைத் தாக்கும்) போன்ற சிக்கலான நோய்களைக் குணப்படுத்தி விடுவேன் என்று சொல்கிறார்கள். அதே நேரம், சர்க்கரை நோயினால் வரும் தோள்பட்டை வாதம் *(periarthritis shoulder)* எல்லாம் ஆயுர்வேத சிகிச்சையில் குணமடைய நாளாகும். ஆனால் வர்ம சிகிச்சையில் மூன்று நாட்களிலேயே சரி செய்துவிடுபவர்களும் இருக்கிறார்கள். வர்மக் கலையில் பித்த வாத அனுப்பந்தமாக உள்ள மருந்துகள், நீர் அம்சத்தை, இரத்தக் கட்டியைக் குறைக்கிற பூச்சுக்கள், முட்டைப் பற்று, சில தாரைகள் ஆகியவற்றை முக்கியமான சிகிச்சை முறைகள் எனச் சொல்லலாம். கந்த தைலம், தான்வந்தர கஷாயம், முறிவெண்ணெய், காயத்திருமேனி தைலம், நாகராதி லேபம், முட்டைப் பற்று, வேலிப்பருத்தி பற்று, கிருஷ்ணாதி குளிகை போன்றவை முக்கிய மருந்துகள். இவற்றில் சரிபாதி மருந்துகள் தமிழ் மருத்துவத்தில் உள்ளவைதான். சுஸ்ருதர் வர்மம் என்று சொல்கிறார் ஆனால் அடிபட்டால் என்ன விளைவுகள் எனும் ரீதியில் பட்டியலிடப்படுகிறதே தவிர அவற்றுக்கு மருத்துவப் பலன் எதுவும் கூறப்படவில்லை. ருஜாஹர வர்மத்திற்கு மட்டும்தான் சொல்கிறார். ஒரு சிலர் வர்ம மசாஜ் என்று சொல்லிக்கொள்கிறார்கள்.

திருவனந்தபுரத்தில் நிறைய வர்ம வைத்தியர்கள் இருக்கிறார்கள். நன்றாக நவீன மருத்துவப் புத்தகங்களைப் படித்துத் தெரிந்துவைத்திருக்கிறார்கள் என்பதால் அதிகப் பிழைகள் நேர்வதில்லை.

ஆயுர்வேதத்திற்குள்ள முக்கியமான சவால்களில் ஒன்று போலி மருத்துவர்கள். இன்று நேற்றல்ல, சரகர் காலம்தொட்டே இவர்கள் உள்ளார்கள். இன்று பட்டதாரி மருத்துவர்களைவிடச் செல்வாக்கான இடங்களில் உள்ளார்கள். இவர்களை எப்படி எதிர்கொள்வது?

போலி மருத்துவர்கள் பெரும் எண்ணிக்கையில் உள்ளார்கள். அவர்கள் கொஞ்சம் வளர்ந்ததும் சித்த அல்லது ஆயுர்வேதப் பட்டதாரி மருத்துவர்களைத் தங்களுக்குக் கீழ் பணிக்கு அமர்த்திக்கொள்கிறார்கள். பட்டதாரி மருத்துவர் களுக்கும் கவுரவமான சம்பளத்துடன் உடனடியாக வேலை கிடைப்பதில்லை. வறுமை, பிழைக்க வேண்டிய நிர்பந்தம். ஆகவே போலி மருத்துவர்கள் வேலை தரத் தயாராக இருக்கும்போது வேறு வழியின்றி அவர்களுக்கு கீழே வேலைக்கு போய்விடுகிறார்கள். ஆகவே சட்டரீதியாக இவர்களை நம்மால் ஒன்றும் செய்ய முடியாது. தொலைக்காட்சிகளில் வருவார்கள், மிகைப்படுத்திப் பேசுவார்கள். கண்டறிந்த நோயின் பெயரை மருந்துச் சீட்டில் குறிப்பிடமாட்டார்கள்.

மருந்துகளும் ரகசியக் குறிச்சொற்களாக இருக்கும் அல்லது அவர்களே உருவாக்கிய புதிய பெயர்களாக இருக்கும். நாம் தசமூல ஹரிதகி என்று மருந்துச் சீட்டில் எழுதினால், தசமூல ஹரிதகி அஷ்டாங்க ஹிருதயத்தில் சோப சிகிச்சையில் (வீக்கம்) உள்ளது என்று தெரியும். எவர் வேண்டுமானாலும் அந்தப் புத்தகத்தை எடுத்துப் பார்க்கலாம். போலி மருத்துவர்கள் தங்கள் மருந்துகளை வெளிப்படுத்துவதில்லை. சரி மற்றொரு கேள்வியைக் கேட்கலாம். ஒருவர் பட்டம் பெற்றதாலேயே போலி மருத்துவர் இல்லாமல் ஆகிவிடுவாரா? ஆயுர்வேதப் பட்டம் பெற்றவர்களிலேயே சில போலி மருத்துவர்கள் இருக்கிறார்கள். எனக்குத் தெரிந்து மிக மிகப் பிரபல மருத்துவர் சயாடிகா (சயாடிக் நரம்பு வலி, பெரும்பாலும் இடுப்பு எலும்பு ஜவ்வில் ஏற்படும் இறுக்கத்தின் காரணமாக வருவது) வலிக்குத் தொடையை எம்.ஆர்.ஐ எடுத்திருக்கிறார். எம்.ஆர்.ஐ. எடுக்க வேண்டியது தொடையை அல்ல, இடுப்பு பகுதியை என்று யாரிடம் போய்ச் சொல்வது? பாலிமயோசைட்டிஸ்சில் (*Polymyositis* – தசைகளை பாதிக்கும் அழற்சி நோய்) மட்டும்தான் தொடையில் தசை குன்றுதல் உள்ளதா என்று பார்ப்பதற்காக எம்.ஆர்.ஐ எடுப்போம். விளம்பரம் மூலமாக, தொலைக்காட்சி நிகழ்ச்சி மூலமாக வாழ்க்கையில் வெற்றியடைந்தவர்கள் இருக்கிறார்கள். அவர்களுக்குத் தெரிந்ததெல்லாம் எப்படி விளம்பரப்படுத்திக்கொள்வது என்பதுதான். இனிக்க இனிக்கப் பேசும் பேச்சாற்றலைக் கொண்டு வளர்ந்தவர்கள். நாடியிலேயே எல்லா நோய்களையும் கண்டறிவேன் என்பார்கள். சரி, என்று நாம் ஒரு 10 கடினமான நோய்களை இவர்கள் முன்பு கொண்டு நிறுத்தி, நோய் கண்டறிந்து சொல்லுங்கள் என்றால் திணறிப்போவார்கள். நோய் கண்டறிந்து அதன் பெயரையும் நோய்க்கான மருந்துகளையும் வெளிப்படையாக எழுத வேண்டும்.

நான் சிறுவனாக இருக்கும்பொழுது, பிரபலமாக இருந்த ஒரு வைத்தியர் சிட்டுக் குருவி லேகியத்தைப் பாலியல் சிக்கல்களுக்குக் கொடுப்பார். சிட்டுக் குருவியைப் பாலியல் சிக்கலுக்குப் பயன்படுத்துவது குறித்த குறிப்பு சரக ஸம்ஹிதையிலேயே உண்டு. ஆனால் என்ன சிக்கல் என்றே கண்டறியாமல், ஆடவர் நோயியல் நிபுணர் (*Andrologist*), நாளமில்லா சுரப்பியல் நிபுணர் (*Endocrinologist,*) சிறுநீரக மருத்துவர் (*Urologist*) போன்றவர்களை ஆலோசிக்காமல், இந்த லேகியத்தை நேரடியாக வாங்கிச் சாப்பிடுபவர்கள் இன்னும் இருக்கத்தான் செய்கிறார்கள். லேகியத்தால் ஒன்றும் பெரிய பலன் இல்லை; வேண்டுமானால் வெளியில் இருக்கும் அட்டைப்படத்தினால் ஏதாவது பலன் எனச் சொல்லிக்கொள்ளலாம். சிலர் கஞ்சா, அபின் போன்றவற்றைச் சேர்ப்பார்கள், அதற்குப் பலன் உண்டு.

பாரம்பரிய மருத்துவர்களுக்கு மூலிகைகளைக் கண்டறியும் அறிவும் மருந்து செய்யும் நுட்பமும் உண்டு. பெரும்பாலான பட்டதாரி மருத்துவர்களிடம் இவை இரண்டும் கிடையாது. நீலகண்ட வாலை என்றால் அவர்கள் செய்துவிடுவார்கள். அவ்வாறு அவர்கள் செய்யும் மருந்துகளின் தன்மைகளை நாம் கற்க வேண்டியுள்ளது. தன்னை குருவாகக் கருதிக் கொண்டு, ஏதோ இறைவனை உணர்ந்தது போல சில வர்மானிகள் பேசுவார்கள். ஏதோ சிவபெருமானே அவர்களுக்குள் இருப்பது மாதிரி, சிவபெருமானின் அவதாரமே தான்தான் என்பது மாதிரி பேசுவார்கள். ஆனால் நெருங்கி அறியும்பொழுது அவர்களிடம் தனித்துவமாக ஏதும் இல்லை என்பது தெரிய வரும். ஆனால் சாமானிய மக்களுக்குத் தெரியாது. நாம் தனியர்களாக எதுவும் செய்ய முடியாது. அரசாங்கம் தான் நடவடிக்கை எடுக்க வேண்டும். போலி மருத்துவர்கள் நம்முடைய இந்திய மருத்துவ முறைகளின் சாபக்கேடு. மருத்துவச் சட்டங்கள் கடுமையாக்கப்பட்டால் ஒருசில சிக்கல்கள் சரியாகலாம். பெரிய பெரிய மருத்துவமனைகளில் BAMS, BSMS பட்டதாரி மருத்துவர்கள்தான் இருக்கிறார்கள், அவர்களுக்கு அதிக சம்பளம் கொடுக்கத் தேவையில்லை என்பதால் அவர்களை வேலைக்கு வைத்துகொள்கிறார்கள். இவர்களுக்கும் நவீன மருத்துவ சிகிச்சைகளைச் செய்ய வேண்டும் எனும் விருப்பம். நவீன மருத்துவத் தரப்பிலும் தவறு உள்ளது, நம் தரப்பிலும் தவறு உள்ளது. MRI–க்கு கமிஷன் வாங்குவார்கள். நான் வாங்கியது கிடையாது. மருந்து நிறுவனப் பிரதிநிதிகளிடம் பரிசுப் பொருட்களை வாங்கிக்கொள்வார்கள். அவர்கள் அளிக்கும் இலவச மருந்துகளை விற்பனை செய்வார்கள். அறத்தின் மேல் நின்றுகொண்டு மருத்துவம் செய்ய வேண்டும். நம்முடைய குரு அவ்வாறு வாழ்ந்து காட்டியிருந்தால் நாமும் அவ்வாறு வாழ முடியும். குருவே அயோக்கியனாக இருந்தால் நாம் என்ன செய்வது. அவரவர் தகுதிக்குத் தகுந்த மாதிரி குரு கிடைப்பார்கள். இங்கே குரு என்றால் பாடமெடுக்கும் ஆசிரியர் அல்ல. ஆன்மிக குரு. ரமண மகரிஷி ஒருவருக்கு குருவாக வருகிறார், நித்யானந்தர் ஒருவருக்கு குருவாக வருகிறார், ஞானானந்த ஸ்வாமி ஒருவருக்கு குருவாக வருகிறார், மடப்புரம் தட்சிணாமூர்த்தி ஸ்வாமி ஒருவருக்கு குருவாக வருகிறார். இது அவரவர் தகுதியைப் பொறுத்துதான் அமையும்.

பத்தியத்தைப் பின்பற்றச் சொல்வதில் நடைமுறைச் சிக்கல் உள்ளதாக உணர்கிறேன். பத்தியம் சொல்பவர் 'கறாரான' மருத்துவர் எனப் பெயரெடுக்கிறார். பத்தியத்திற்கு பயந்து மருத்துவத்தைக் கைவிடுபவர்களும் உண்டு. ஆயுர்வேதத்தில் பத்தியத்தின் முக்கியத்துவம் என்ன? உணவே மருந்து என்றொரு நூல் நீங்கள் எழுதியது நினைவிருக்கிறது.

பொதுவாக நோய்களுக்குத் தான் பத்தியம். சேராங்கொட்டை போன்ற மருந்துகள் பயன்படுத்தும்போது அரிதாக மருந்திற்கும் பத்தியங்கள் உண்டு. நோய்களுக்குப் பத்தியம் மிக மிக முக்கியம். தொடக்க காலத்தில் நான் பத்தியத்திற்கு முக்கியத்துவம் அளிக்கத் தேவையில்லை என சொல்லிக்கொண்டு இருந்ததுண்டு. ஆனால் இப்போது பத்தியத்திற்கு மிகுந்த முக்கியத்துவம் அளிக்கிறேன். ஆட்டோ இம்யூன் நோய்கள், அதாவது முடக்குவாதம் *(rheumatoid)* போன்ற, நோய் எதிர்ப்பு சக்தி நம் உடலின் சில திசுக்களுக்கு எதிராகச் செயல்படும் நோய்களுக்கெல்லாம் பத்தியம் கடைபிடித்துத்தான் ஆக வேண்டும். பத்தியம் என்ற வார்த்தைக்கு சிகிச்சை என்று பொருள். ஸ்ரோதஸ்களுக்கு உகந்தது பத்தியம். இப்பொழுது ஆங்கில மருந்துகளிலுமே பத்தியம் பின்பற்றுகிறார்கள். சிறுநீரக நோயில் பொட்டாசியம், உப்பு சேர்க்கக் கூடாது, புரதத்தைக் குறைக்க வேண்டும் எனச் சொல்கிறார்கள், சர்க்கரை நோயில் பிரக்டோஸ், மாவுச்சத்து உட்கொள்ளக் கூடாது என்கிறார்கள். தைராய்டு சுரபி குறைவாகச் சுரக்கும் நிலையில் முட்டைக்கோஸைச் சாப்பிடக் கூடாது. நன்மை பயக்கின்ற உணவுகளை சாப்பிட வேண்டும், தீமை பயக்கின்ற உணவுகளை நிறுத்த வேண்டும். இதுவே பத்தியம். 'மிகினும் குறையினும் நோய் செய்யும்' என்று அன்றே சொல்லிவிட்டார் திருவள்ளுவர். அது மட்டுமல்ல; 'மாறுபாடு இல்லாத உண்டி மறுத்து உண்ணின் ஊறுபாடு இல்லை உயிர்க்கு' எனும் குறள் பத்தியத்தைத்தானே உணர்த்துகிறது. பத்தியம் என்பது மறுத்து உண்ணல்தானே ?

ஆரம்ப காலத்தில், புதிதாகப் பயிற்சி மேற்கொள்ளும்போது எல்லோருக்கும் உள்ள பிரச்சினைகளை நீங்களும் பயிற்சி செய்யும் போது சந்தித்தீர்களா?

அறியாமையே ஆகப் பெரிய பிரச்சினையாக இருந்தது. புது நோய்கள் கண்டுபிடிக்கத் தெரியாதது மற்றொரு பிரச்சினை. அதாவது நாளமில்லாச் சுரபிகள் சார்ந்த நோய்கள், நுரையீரல் நோய்கள், புற்று நோய்கள் போன்றவற்றைக் கண்டறியும் அறிவு சுத்த சூன்யமாக இருந்தது. திருவனந்தபுரம் கல்லூரியில் நோயாளிகளுக்கு எல்லாம் முதலில் அக்னி தீபனம் செய்து (பசித்தீயை கூட்டக்கூடிய) பின்னர், ஸ்நேகபானம் அளித்து (நெய்ப்பு சிகிச்சை) வமனம் (வாந்தி சிகிச்சை), விரேசனம் (பேதி சிகிச்சை), வஸ்தி (ஆசன வாயில் மருந்தைச் செலுத்திக் குடல் சுத்தி செய்வது) என வரிசையாக சிகிச்சைகளை செய்த பிறகு, ரஸாயனம் அளிப்போம். அங்கு எல்லாருக்குமே இந்த சிகிச்சைதான். சோதனம் செய்யாமல் சிகிச்சை இல்லை யென்பதே அணுகுமுறை. ஒரு வாரம் விடுமுறையில் ஊருக்கு வந்த சமயத்தில் சிகிச்சை அளிக்க அமரும்போது, கையில் 500 ரூபாய்தான் உள்ளது, மருந்தும்

வேண்டும்; நோயும் குணமாக வேண்டும் என்று நோயாளி கேட்பார். மிகவும் சிரமப்பட்டேன்.

முக்குற்றங்களை வெளியேற்றும் சோதன சிகிச்சைகளைப் புரிவதில் உள்ள சவால்கள் என்ன? அவற்றின் முக்கியத்துவம் பற்றி உங்களுக்குப் பார்வை மாற்றம் ஏற்பட்டுள்ளதா?

முதல் சவால் என்பது தொழிலில் அமரும்போது எல்லா நோயாளிகளுக்கும் சோதன சிகிச்சை அளிக்க வழியில்லை எனும் புரிதல் ஏற்படுவதுதான். பழகிய முறைகளைக் கடந்து, மருந்துகள் மட்டும் அளிப்பது எனும் மாற்றத்தை மிகவும் சிரமத்தினூடாகவே அடைந்தேன். புற நோயாளிகளாக வருபவர்களுக்கு சோதன சிகிச்சைகள் செய்வது அருகிவிட்டது, சமன சிகிச்சைதான் பெரும்பாலும் அளிக்க முடிகிறது.

வமனம் எல்லாம் அதிகம் செய்வதில்லை. ஒரு தோல் நோய்க்கு வாந்தி சிகிச்சை (வமனம்) செய்து கிடைக்கிற முன்னேற்றத்திற்கும், மருந்து கொடுத்து நோயை கட்டுக்குள் வைப்பதன் வழியாகக் (சமனம்) கிடைக்கிற முன்னேற்றத் திற்கும் இடையே ஒரு மயிரிழைதான் வேறுபாடு. பாதி நோயாளிகளுக்கு நெய்ப்புக் குறிகள் (ஸம்யக் ஸ்நிக்த லட்சணம்) தென்படுவதில்லை. எந்த நோய்க்கும் சோதன சிகிச்சை செய்யலாம். ஆனால் நாம் கற்பனை செய்யும் அளவிற்குப் பலன் ஒன்றும் அத்தனை சிறப்பாக இல்லை.

பழைய காலத்தில் முப்பது முறை பேதிக்குப் போதல் சிறந்த பேதி சிகிச்சைக்கான கணக்காகச் சொல்லப்பட்டுள்ளது. எல்லா நோய்களுக்குமே பேதி சிகிச்சை (விரேசனம்) என்பதையும் நான் ஏற்றுக்கொள்ள மாட்டேன். கபம் சார்ந்த நோய்களுக்கு வாந்தி சிகிச்சைதான் (வமனம்) செய்ய வேண்டும். தைராய்டு குறைபாடு, சினைப்பை நீர் கட்டி நோய், தோல் செதில் நோய், இளைப்பு நோய் போன்ற நோய்களுக்கு வாந்தி சிகிச்சைதான் (வமனம்) பலன் அளிக்கும். மற்ற நோய்களுக்கு பேதி சிகிச்சை (விரேசனம்) செய்யலாம். வஸ்தி பல்வேறு நோய்களுக்கு முக்கிய சிகிச்சையாகும்.

தமிழகத்தில் சித்த மருத்துவர்களுக்கும் ஆயுர்வேத மருத்துவர்களுக்கும் இடையிலான உறவு உரசல்கள் நிறைந்ததாகவே இருக்கிறது. குறிப்பாக சிகிச்சை முறைகளை உரிமைகொள்வதில் சிக்கல்கள் தொடர்கின்றன. அடையாள அரசியல், அரசு வேலை வாய்ப்பில் பாரபட்சம் ஆகியவற்றுடன் அதிகாரப் படிநிலையும் முக்கியக் காரணம். நீங்கள் சித்த மருத்துவத்துடனும் மருத்துவர்களுடனும் நெருக்கமாக உள்ளீர்கள். இந்த உறவைப் பற்றிச் சொல்லுங்கள்.

எனக்கு முதலில் சமஸ்கிருத அறிவு கிடையாது. ஒரு கட்டத்தில் எனக்குப் படிக்க முடியவில்லை. மற்ற ஆயுர்வேத மருத்துவர்கள் என்னைக் கேலி செய்தார்கள். இவன் நன்றாகப்

பேசுகிறான்; ஆனால், சமஸ்கிருதத்தில் ஆழ்ந்த அறிவு இல்லை என்றார்கள். திருப்பி சமஸ்கிருதம் படித்து வர வேண்டும் என்றால் வாழ்நாள் போதாது. நமது தாய்மொழி தமிழ். தமிழில் ஆர்வம் இருக்கிறது. நாம் தமிழ் நன்றாகப் பேசுகிறோம். இந்த சூழ்நிலையில் நான் சித்த மருத்துவப் படிப்புக்கான BSMS புத்தகங்கள் எல்லாம் வாங்கினேன். 4 1/2 வருடத்தில் சித்த மருத்துவப் புத்தகங்களைப் படித்து முடித்துவிட்டேன். ஆனால் செய்முறை செய்யவில்லை. பதங்கம் செய்ய வேண்டும், சுத்தி செய்ய வேண்டும் என்றால் எனக்குச் செய்யத் தெரியாது. ஏனென்றால் எனக்கு அவற்றில் ஆர்வம் இல்லை. குருவிடம் போய் நேர்த்தியாகப் படித்திருக்கலாம். அதுவும் ஒரு கலைதான். மூலிகைகளைக் கண்டறிவதிலும், மருந்துகளைச் செய்வதிலும் எனக்குப் பெரிய ஈடுபாடு இல்லை. எனக்கு, சில சித்த மருத்துவர்கள் மிகச் சிறந்த முறையில் மருந்து செய்து தருகிறார்கள் பல்லாதகம் (சேராங்கொட்டை) எல்லாம் மிகச் சிறப்பாக சுத்தி செய்கிறார்கள். விலை சற்று அதிகம். என்னிடம் மருந்து தயாரிப்பதற்கு முன்னரே தெரிவித்துவிடுவார்கள். ஒரு கிராம் கொடுத்தாலே போதும், நன்றாக வேலை செய்யும் அளவிற்கு நல்ல மருந்துகள். ஆங்கில மருத்துவத்தைக் குற்றம் சொல்லிக்கொண்டே ஆயுர்வேதத்தை வளர்க்கக் கூடாது.

சமஸ்கிருதத்தில் தமிழ்ச் சொற்கள் குறைவாகத்தான் உள்ளன. நான் படித்த சித்த மருத்துவ புத்தகங்களில் வடமொழிச் சொற்கள் சரளமாகப் பயன்படுத்தப்பட்டுள்ளன. ஆத்மரட்சாமிர்தம் தொடங்கி க்ஷய குலாந்தகம் வரை சமஸ்கிருதப் பதங்கள் இயல்பாகக் காணக் கிடைக்கின்றன. சித்த மருத்துவர்களில் சிலர் பஞ்சகர்ம சிகிச்சைகள் முழுவதும் சித்த மருத்துவத்திலிருந்து வந்தது என்கிறார்கள். பீச்சாங்குழல் என்ற ஒரு வார்த்தையை வைத்துக்கொண்டு வஸ்தி சிகிச்சை சித்த மருத்துவத்திற்கு உரியது என்கிறார்கள். சரக ஸம்ஹிதையில் எத்தனை வஸ்தி பயன்பாடுகள் கூறப்பட்டுள்ளன! நானும் 22 வருடங்களாகப் படித்துவருகிறேன். வஸ்தியைப் பற்றி ஆராய்ந்து, அனுபவங்களைத் தொகுத்துப் புத்தகம் ஒன்றும் எழுதியிருக்கிறேன். ஆனால் வஸ்திக்கான குறிப்பு எதையும் நான் சித்த மருத்துவ மூல நூல்களில் கண்டதில்லை. சித்த மருத்துவத்திற்கு எனச் சில தனித்தன்மைகள் உள்ளன. அவை ஆயுர்வேதத்தில் இல்லை. அதேபோல் ஆயுர்வேதத்திற்கு எனச் சில தனித்தன்மைகள் உள்ளன, அவை சித்த மருத்துவத்தில் இல்லை என்பதையும் ஒப்புக்கொள்ளத்தான் வேண்டும். பொடி திரும்புதல் என அவர்கள் சொல்வது நம் உத்வர்த்தனத்தைத்தான். உத்வர்த்தன வகுப்பு எல்லாம் முதன் முதலில் அவர்களுக்கு நான்தான் எடுத்தேன். இவர்கள் மொழிபெயர்ப்புப் புத்தகங்களைப் படித்திருப்பார்கள். நான் ஆயுர்வேதப் புத்தகங்களையும் படித்திருக்கிறேன். தாய்மொழி தமிழ் என்பதால் சித்த மருத்துவப் புத்தகங்களையும் தொடர்ந்து

படித்துவருகிறேன். மொழிபெயர்ப்புப் புத்தகங்களைப் படித்துவிட்டு இவர்கள் சொல்கின்ற கருத்துகளை நாம் எப்படி ஏற்றுக்கொள்ள முடியும்? பாரதியார் பாடல்களை ஆங்கிலத்தில் ஒருவர் படிப்பதற்கும் பாரதியார் பாடல்களைத் தமிழ் தெரிந்த ஒருவர் தமிழில் படிப்பதற்கும் வித்தியாசம் இல்லையா.

இன்று நாம் புரிந்துகொள்வதுபோல் அல்ல. ஆயுர்வேதத்திற்கும் சித்த மருத்துவத்திற்கும் இடையே ஆக்கப்பூர்வமான பரிமாற்றங்கள் நிகழ்ந்திருக்க வேண்டும். அப்பொழுது அங்கே வைத்தியம்தான் முக்கியமாக இருந்திருக்குமே தவிர, மொழிப் பிரச்சினை இருந்திருக்காது.

சித்த மருத்துவத்தைத் தமிழ்நாட்டினுடைய மருத்துவம் என்று சொல்லலாம். அதிலும் நோய் அணுகா விதி போன்றவை எல்லாம் உள்ளது. நமக்கு அஷ்டாங்க ஹ்ருதயம் இருப்பது போல் அவர்களுக்கு ஒரு மூலப் புத்தகம் இல்லை. யூகிவைத்திய சிந்தாமணி உள்ளது. வாகடம் (வாக்படம்) பார்க்க வேண்டும் என்றால் மூல சிந்தாந்தம் படிக்க வேண்டும் என்றுதான் அர்த்தம்.

மலேசியா, சிங்கப்பூர், இந்தோனேசியா, ஸ்ரீலங்கா தவிர மீதி எல்லா இடங்களிலும் ஆயுர்வேதம்தான். வாத, பித்த, கபம் இல்லாமல் முடியாது. தமிழ்நாட்டிற்கு உள்ளே மட்டும்தான் சித்த மருத்துவம். சித்த மருந்துகள் பயன்படுத்தக்கூடிய ஆயுர்வேத மருத்துவர்கள் மிகக் குறைவு. என்னைப் போல் ஒன்றிரண்டு பேர் இருப்பார்கள். ஆயுர்வேத மருந்துகளைப் பயன்படுத்தக்கூடிய சித்த மருத்துவர்கள் மிக அதிகம். நன்றாகக் கற்றுக்கொண்டு நடைமுறைப்படுத்திக்கொள்ளட்டும். நம்மைத் திட்டாமல் இருந்தால் சரி.

ஆயுர்வேதத்தின் எட்டு பிரிவுகளான அஷ்ட அங்கங்கள் காய சிகிச்சை, சாலாக்யம் (தோளுக்கு மேல் உள்ள உறுப்புகளுக்கான சிகிச்சை), சல்யம் (அறுவை சிகிச்சை), பூத வித்தை (பேய் பிடித்தல் போன்றவை), விஷ சிகிச்சை போன்றவற்றுக்குக் கேரளத்தில் இன்றும் தொடர்ச்சி உள்ளதா?

ஒரு சில இடங்களில் நன்றாக சிகிச்சை செய்கிறார்கள். விஷக்கடி என்பது குறைந்து போயிற்று. தோல் நோய்கள் எல்லாமே தூஷிவிஷம் (நாட்பட சேரும் விஷம்) என்று அணுகுவது பல அணுகுமுறைகளில் ஒரு அணுகுமுறை. அப்போதே குஷ்ட சிகிச்சை (குஷ்டம் என்பது பதினெட்டு வகையான தோல் நோய்களை உள்ளடக்கிய பொதுவான பெயர். தொழுநோயைக் குறிப்பதல்ல) எதற்கு என்பது ஒரு கேள்வி. தெய்வ வியபாஸ்ரய சிகிச்சைகளும் ஸத்வாவஜயம் முறைகளும் (மனதை வெல்லுதல் வழி நோயை வெல்லுதல்) கற்றுக்கொடுக்கப்படுவதில்லை. அதனால் பூத வித்தை

புழக்கத்தில் இல்லை. பல்வேறு வேறுபாடு உள்ள குழந்தை நோயாளிகள் இப்பொழுது காணக் கிடைப்பதில்லை. அப்படி என்றால் எப்படி பாலக்ரஹம் நோய்களைக் கண்டறிவது? அவ்வளவுமே வலிப்பு நோய், தண்டுவட மரப்பு நோய் (*demyelination*), வளர்ச்சிக் குறைபாடுகள்தான். நான் திரிதோஷ மெய்ஞான தத்துவ விளக்கத்தில் அந்தக் கோணத்திலிருந்து பாலக்ரஹத்தைப் பற்றி எழுதியிருக்கிறேன்.

வாஜீகரண சிகிச்சையும் (ஆயுர்வேதத்தின் எட்டு அங்கங்களில் ஒன்று. பாலியல் மருத்துவம் என சொல்லலாம்) ஆயுர்வேதத்தில் உண்டு. அபத்திய ஸந்தானகரம் (குழந்தை யற்றவர்களுக்கு குழந்தை அளிப்பது) என்றுதானே தொடங்குகிறார்கள். குழந்தையின்மை பெரிய பகுதி. அதில் ஆண்களுக்கான சிக்கல் காரணமாகக் குழந்தையின்மைக் குறைபாடு நேரும்போது, வாஜீகரணம், யாபனாவஸ்தி, விருஷ்ய வஸ்தி ஆகிய சிகிச்சைகள் உண்டு. நூற்றுக்கு நாற்பது விழுக்காடு பலன் அளிக்கிறது. பெண்களுக்குக் கொஞ்சம் கூடுதல் பலன் அளிக்கிறது. முறைப்படுத்தப்பட்ட இல்வாழ்க்கை ஆரோக்கியத்திற்குத் தடையில்லை என்பதுதான் ஆயுர்வேதத்தின் நிலைப்பாடு. பால், நெய் உட்கொள்வதுதான் ஆசார ரஸாயனம் என்கிறார்கள். நல்லதைக் கேட்பதும்கூட ரஸாயனம் தான் என்கிறது ஆயுர்வேதம்.

உடல் – மனத்தன்மையைப் புரிந்துகொள்ளுதல் மிக முக்கியம். பிரக்ருதி, யோக ஆயுர்வேத இணைப்பு, ஸாத்விக உணவுமுறை (உண்ணும் உணவில் ஒரு ஒழுக்கம்), பஞ்சகர்மம் மூலம் இந்த மலம், அழுக்குகளை, உடலில் சேர்ந்துள்ள நஞ்சுகளை வெளியேற்றுதல் என இப்படிப் பல தளங்களில் ஆயுர்வேத மருத்துவம் செயலாற்றுகிறது.

சில வருடங்களுக்கு முன் நீங்கள் ஆற்றிய உரையில் எளிமையாகச் சில புற அளவைகளைக் கொண்டு பிரக்ருதியைக் கண்டுபிடிப்பதைப் பற்றி ஆய்வு செய்ததாகச் சொன்னது நினைவில் உள்ளது. நமது சாரதா மருத்துவமனை நிர்வாகத்தில் அப்படியாகச் செய்யப்பட்ட ஆய்வுகள் என்னென்ன?

வஸ்தி எதுவரை போகிறது என்று பேரியம் ஆய்வு செய்தேன். *Demyelination* எனும் நரம்பு பலவீன நோய்க்கு சிகிச்சைக்கு முந்தியும் சிகிச்சைக்குப் பின்னரும் என்ன நிலை என அறிய எம்.ஆர்.ஐ. ஆய்வுகள் செய்துள்ளேன். இடுப்பு எலும்பு வட்டு நகர்தல், வெளியேறுதல் போன்ற நிலைகளுக்கும் சிகிச்சைக்கு முந்தி / பிறகு *MRI* ஆய்வுகள் செய்தேன். சில கம்பெனி ஆயுர்வேத மருந்துகள் கல்லீரலைப் பாதிக்கின்றனவா என ஆய்வு செய்தேன். 10, 10 நோயாளிகளைக் கொண்டு செய்த ஆய்வுகள் இவை.

என்னுடைய வார்த்தையை சப்தப் பிரமாணமாக (ஆன்றோர் வாக்காக) ஆயுர்வேதத்தில் ஒரு தரப்பினர் கருதுவதனால் நான் சொல்வது முக்கியமென நம்பப்படுகிறது. சிகிச்சை செய்த அனுபவத்தில் சொல்கிறார் என்பதால் அதை நாமும் பின்பற்றிப் பார்க்கலாம் எனக் கருதுகிறார்கள். அதனால் நான் மிக கவனமாக இருக்க வேண்டியுள்ளது. என்னை மாதிரி ஆராய்ச்சி செய்யக்கூடியவர்களுக்கு மானியம் கிடைப்பதில்லை. மானியம் கிடைக்க என்ன முயற்சி செய்ய வேண்டும் என்பதும் தெரிவதில்லை. அதற்கான சக்தியும் இல்லை.

ஆயுர்வேதத்திற்கு எத்தகைய ஆய்வுகள் தேவை?

ஆயுர்வேதத்தின் ஆராய்ச்சி என்பது நோயாளிகளுக்கு அளிக்கும் சிகிச்சையை ஆவணப்படுத்துவதுதான். நோயாளிகளின் நோய் நிலையை சிகிச்சையின் வழி ஆவணப்படுத்துவது மிக முக்கியம். ஒவ்வொரு நோயாளிக்கும் நோய் எப்படி குணமானது எனக் களத்தில் மேற்கொண்ட கருத்தினையும் கருதுகோளையும் செய்முறையையும் படிப்பினைகளையும் உள்ளடக்கியது. *Stiffman syndrome* (உடம்பு கட்டைபோல ஆன நிலை) என்பது அபூர்வமான நோய்களில் ஒன்று. போகாத மருத்துவமனை இல்லை. பார்க்காத மருத்துவர்கள் இல்லை. இரண்டு பை நிறைய மருத்துவக் குறிப்புகள் உள்ளன. குறிப்புகளைப் பார்ப்பதற்கே இரண்டு, மூன்று நாட்கள் ஆயின. ரஸ தாதுவில் கப விருத்தி (கபம் அதிகரிக்கும் நிலை), ஸ்தம்ப குணம் (இறுக்க நிலை) என வகுத்தோம். பஞ்சகோல யவாகு கஞ்சி, இந்துகாந்தம், ஸ்வர்ண முக்தாதி, ஷட்பலத்தில் ஒரு ஸ்நேகபானம் (நெய்ப்பு சிகிச்சை) செய்து, விரேசனம் (பேதிக்கு) அளித்து, தான்யாம்ல தாரை பிழிச்சல், நஸ்யம் செய்து, கொஞ்சம் திப்பிலி வர்த்தமானம் அளித்தேன். முழுமையாக குணமாகி நடக்கிறார், காணொளிக் காட்சிகூட இருக்கிறது. போகக்கூடிய இடங்களில் எல்லாம் அவர் சொல்கிறார். “என்ன சார்? என்னை வைத்து வகுப்பு எல்லாம் எடுத்தீர்களே” என்கிறார். கபத்தினுடைய ஆலிங்கனம் (சூழ்ந்துகொள்ளுதல்) கூடிப் போய்விட்டது. இந்தக் கபத்தை எடுத்துவிடுகிற மாதிரி சிகிச்சை செய்தேன். இவர் ஒவ்வொரு நரம்பியல் மருத்துவரிடமும் போய் சொல்லியிருக்கிறார். “என்னை தூக்கிக்கொண்டு வந்தாங்க சார். நான் இப்போ நடந்து வந்திருக்கிறேன்” என்று. சில இடங்களில் வேலை செய்கிறது, சில இடங்களில் வேலை செய்வதில்லை. கொஞ்சம் கஷ்ட மாக இருக்கிறது. அதில் மாற்றுக் கருத்தே இல்லை. திருப்பித் திருப்பிச் சொல்கிறேன். தனி நோயாளியின் நோய் சிகிச்சை முறையை ஆயுர்வேத மூல விதிகளை மையமாகக் கொண்டு ஆவணப்படுத்துதல், பாரம்பரிய நோய் கண்டறியும் முறை,

நவீன மதிப்பீடு, நவீன கணிப்பு இவற்றால் பாரம்பரியச் செய்திகளை விளக்குதல். இதுதான் ஒரே வழி.

இதுவே நமக்குத் தேவையான ஆய்வு. ஆயுர்வேத மருந்துகளில் இருந்த மூலக்கூறுகளை எடுக்கும் முயற்சிகளே நடக்கின்றன. அத்தகைய ஆய்வுகள் நவீன மருத்துவத்திற்கு உதவுபவை. நமக்கு எந்தப் பெரிய பயனும் இல்லை.

பஞ்ச பூதங்களிலிருந்து பிரித்தெடுப்பது கொஞ்சம் சிரமம்தான். ஸமுதாய ப்ரபாவம் (ஒருங்கிணைந்த விளைவு) என்ற கோட்பாடுக்கு முரணாணதுதான். சம்பூரண (முழுமை யான) சிகிச்சைக்கு விருத்தம்தான். அது நம்முடைய கொள்கைக்கு உடன்படாது. ரஸம் (சுவை), குணம், வீர்யம், விபாகம் (விபாகம் என்பது செரிமானத்திற்குப் பின்பான சுவை. அறுசுவை உள்ளன. மூன்று விபாகங்களே உள்ளன. இவை முக்குற்றங்களின் மீது செல்வாக்கு செலுத்தும்) எல்லாம் பிரிந்து போய்விட்டது என்றால் எப்படி? வீர்யத்தை மட்டும் எடுக்கிறேன் என்றால் ரஸம் என்கிற கோட்பாடு தேவையே இல்லையே. ஆகவே இந்த ஆய்வுகள் நமக்குரியவை அல்ல.

ஆயுர்வேதம் இந்திய நிலவியலுக்கு மட்டுமே உகந்தது, இதை உலகளாவியதாகக் காண வேண்டியதில்லை எனக் கருதும் பார்வையை எப்படி எதிர்கொள்வீர்கள்?

பஞ்ச பூதங்கள் இல்லாத இடமே இல்லை. திரிதோஷம் எல்லா இடத்திலும் உள்ளது. சில வேதப் பாரம்பரிய பிராமணர்கள் வினோதமான சில கருத்துக்களைச் சொல்வார்கள். எனக்கு அவற்றில் நம்பிக்கை கிடையாது. அமெரிக்கா போய் கர்மா செய்தால், அந்த கர்மாவிற்கு பலன் கிடையாது. பஞ்சகச்சம் கட்டவில்லையென்றால் அந்த ஆற்றல் பூமிக்குப் போய்விடும். இப்படிப் பல கதைகள். அப்படியெல்லாம் ஒன்றும் இல்லை. நாம் போய்க் கடுக்காய் கொடுத்தால் எந்த நாட்டு நோயாளிக்கும் பேதி போகும். நேர்வாளம் கொடுத்தால் பேதி போகத்தான் செய்யும். மதனபலம் (மலங்காரைக்காய்) கொடுத்தால் வாந்தி வரத்தான் செய்யும். சீதோஷ்ண தோஷங்களால் ருதுச்சரியை (பருவங்களுக்கு ஏற்ப நடத்தை விதிகள்) மாறும். ஹேமந்தம் (குளிர் காலம்) பார்க்கலாம், வஸந்தம் (இளவேனிற்காலம்) பார்க்கலாம். நமக்குள் ஆறு ருதுக்களும் (பருவங்களும்) வந்து கொண்டேதான் இருக்கின்றன. காலையில் 6 மணியிலிருந்து சீத ஸ்நிக்தம், அதி சீத ஸ்நிக்தம், உஷ்ண ஸ்நிக்தம், உஷ்ண ரூக்ஷம், சீத ரூக்ஷம், உஷ்ண தீக்ஷ்ணம் என்ற ஆறு குணங்கள்தான் ஒரு நாளில் ஆறு பருவங்களாக நம் உடலில் திகழ்கிறது. ஹேமந்தம் (பின்பனிக்காலம்), சிசீரம் (முன்பனிக்காலம்), வஸந்தம் (இளவேனிற் காலம்), கீரீஷ்மம் (முதுவேனிற் காலம்), வர்ஷம் (கார்காலம்), ஷரத் (கூதிர்காலம்) என ஒரு ஆண்டில்

ஆறு பருவங்கள் உண்டு. ஒரு ருதுவிற்கு 4 மணிநேரம் வைத்து காலை 6 மணி ஆரம்பித்து மறுநாள் காலை 6 மணிவரை உடலில் குண வடிவில் அவை சுற்றிக்கொண்டே இருக்கின்றன. இதை வைத்துத் தான் ஷட்வித உபக்ரமம் (6 வித சிகிச்சை) என்ற அத்தியாயத்தை சரகர் எழுதினார். அதை ஆண், பெண் என இரு தத்துவமாக்கி த்விவித உபக்ரமம் என்று வாக்படர் வகுத்தார். இந்த ஆறு ருது வந்து ஒரு பெண்ணுக்கு மாதவிடாய் உஷ்ண ஸ்நிக்தமாய் ஒரு அவஸ்தை வருகிறது என்றால், வசந்த ருதுச்சரியைப்படி நோய்க்கு மருந்து கொடுக்க வேண்டியதுதான். வாத நோய்க்கு வர்ஷ ருதுச்சரியைப்படி கொடுக்க வேண்டியதுதான். பத்தியங்களையும் ருதுச்சரியைப்படிதான் எடுக்கிறோம். இப்போது வஸந்தம் இல்லை, ஷரத் இல்லை, 15 நாள்தான் இருக்கிறது. இலையுதிர்காலம், 2 மாதம் இருக்கக்கூடிய கீரீஷ்மம் 4 மாதம் இருக்கிறது. 2 மழைக்காலம் வருகிறது. எல்லாம் மாற்றி எழுதவேண்டிய காலம் வந்துவிட்டது. ‘பழையன கழிதலும் புதியன புகுதலும் வழுவல; கால வகையினானே!’ என நன்னூல் சூத்திரம் உரைப்பது எவ்வளவு பொருள் பொதிந்ததாக இருக்கிறது.

பல மேல்நாட்டு ஆயுர்வேத அறிஞர்கள் ஆயுர்வேதத்தின் பதாகையை மேற்கில் ஏந்திச் செல்கிறார்கள். நீங்கள் தொடர்ந்து பல்வேறு நாடுகளுக்குப் பயணித்தவர் எனும் வகையில் இந்தியாவுக்கு வெளியே ஆயுர்வேதத்தின் பரவல் எப்படி உள்ளது?

கனடா, அமெரிக்கா, ஹாங்காங், தென் ஆப்பிரிக்கா, ஸ்ரீலங்கா போன்ற நாடுகளுக்கு நான் பயணித்துள்ளேன். அங்கெல்லாம் ஆயுர்வேத வகுப்பில் பங்கெடுக்கவும் உரை களைக் கேட்கவும் நிறைய பேர் வருவார்கள். நவீன மருத்துவர்களும் பங்கெடுப்பார்கள். அவர்கள் பேன்யன், பொட்டானிக்கல்ஸ் போன்ற கடைகளிலிருந்து மருந்து வாங்கி அளிக்கிறார்கள். குறுகிய கால ஆயுர்வேதப் படிப்புகள் நடத்துகிறார்கள். கலிஃபோர்னியா ஆயுர்வேதக் கல்லூரி, மகரிஷி மகேஷ் யோகியினுடைய கல்லூரி உள்ளது. ஜெர்மனியிலும்கூட ஆயுர்வேதம் நன்கு வளர்ந்துள்ளது. அவர்களில் பலர் என்னிடம் நல்ல தொடர்பில் உள்ளார்கள். இந்தியாவிற்குப் பயணம் வந்தால் என்னை சந்திக்க வருவார்கள். ஆனால் நமக்கு இங்கு கிடைக்கும் மருந்துகளுடன் ஒப்பிட்டால் சரிபாதி மருந்துகள் அங்கு கிடைப்பதில்லை. முழு வீச்சுடன் சிகிச்சைகள் செய்ய முடியவில்லை. ஆஸ்திரேலியாவிலிருந்து வந்த ஒரு பெண்மணி என்னிடம் ஆயுர்வேதம் கற்றுக்கொண்டு சென்றார். இங்குள்ள பலரை விட சிறந்த முறையில் ஸ்நேகபானம் (நெய்ப்பு சிகிச்சை) அளிக்கிறார், அற்புதமான முறையில் மருந்து செய்கிறார். பலமுறை என்னை ஆஸ்திரேலியா அழைத்தார். ஆனால்

என்னால் செல்ல முடியவில்லை. தென்னாப்பிரிக்காவிலும் கூட ஆயுர்வேதம் பரவலாக உள்ளது, ஊட்டச்சத்து ஊக்கி (*Nutritional Supplements*), ஆயுர்வேத சமையல், பிறப்பியல்பு தீர்மானிப்பது, யோகம், ஆசனங்கள், தியானம், பிராணாயாமம், வாத பித்த கபங்களுக்கான உணவுகள் போன்றவை எல்லாம் அங்கு செல்வாக்குடன் உள்ளன. அங்கு ஆயுர்வேதத்தைப் பின்பற்றும் நவீன மருத்துவர்கள் சூழலுக்குகந்த மாதிரி எளிமைப்படுத்திக்கொள்கிறார்கள். அவர்கள் அங்கு அஷ்ட வர்க்கம் கஷாயத்தில் ரஸோனாதி வடி சேர்த்து சாப்பிட வேண்டும் என்று நோயாளியிடம் சொல்ல முடியாது. தனி மூலிகை சூரணங்கள் அல்லது மாத்திரைகளைப் பரிந்துரைக்கலாம். சில குக்குலுகள் கிடைக்கக்கூடும்.

வட இந்திய வழிமுறைகள் சற்றுக் கூடுதல் செல்வாக்குடன் உள்ளன எனச் சொல்லலாம். அதே நேரத்தில் உலோகங்கள், தாதுக்கள் பயன்பாடு சார்ந்து பல கட்டுபாடுகள் உள்ளன. டாக்டர் வசந்த் லேட், டாக்டர் ராபர்ட் ஸ்வபோதா, டாக்டர் டேவிட் ஃபிராலே, மாயா திவாரி போன்ற பல பெரும் ஆளுமைகள் அங்கு உள்ளார்கள். இவர்கள் அனைவரின் பங்களிப்பும் போற்றத்தக்கது. இன்று வெளிநாடுகளில் ஆயுர்வேதம் பரவியதற்கு முக்கியக் காரணம் மகரிஷி மகேஷ் யோகி. தொடக்க காலத்தில் அவருடன் டாக்டர் தீபக் சோப்ரா இருந்தார். டாக்டர் தீபக் சோப்ராவின் *Perfect health book* பெரும் தாக்கத்தை ஏற்படுத்தியது. ஆங்கிலத்தில் ஆயுர்வேதத்தை அவர் முன்வைத்த விதம் சிறப்பாக இருந்தது. டாக்டர் வசந்த் லேட்டின் நாடிப் பரிசோதனை பற்றிய நூல் ஒரு புரட்சியையே ஏற்படுத்தியது. பிரமிக்கும்படியான மாற்றத்தை ஏற்படுத்தியது. டாக்டர் டேவிட் ஃப்ராலே இந்தியத் துறவி, ஆழ்ந்த ஞானம் உடையவர் வாமதேவ சாஸ்திரி என்று அவரைச் சொல்வார்கள். டாக்டர் மாயா திவாரியைத் தனிப்பட்ட முறையில் எனக்கு நன்றாகத் தெரியும். சுவாமி தயானந்தருடைய சிஷ்யை. மாயா திவாரி பல நூல்களை எழுதியுள்ளார். நேபாளத்தில் ஆயுர்வேதத்தைக் கற்றுக்கொண்டார். இத்தகைய பல ஆயுர்வேத அறிஞர்கள் இந்தியாவிற்கு வெளியே உள்ளனர். அமெரிக்காவில் அஷ்டாங்க ஹ்ருதயத்தைப் பாராயணம் செய்பவர்கள்கூட உண்டு.

வசந்த் லேட், டேவிட் ஃபிராலே, தீபக் சோப்ரா ஆகியோரைப் பற்றி அறிந்திருக்கிறேன். வாசித்ததும் உண்டு. மாயா திவாரியைப் பற்றி உங்கள் வழியாக இப்போதுதான் அறிகிறேன். நன்றி.

மேற்கில் நிர்பந்தங்கள் காரணமாக ஆயுர்வேதம் தன்னைச் சுருக்கி கொள்கிறது. அத்தகைய துண்டுபடல் இங்கும் தொடர்வதாகத் தோன்றுகிறது. ஆயுர்வேதத்தின் பெயரால் பற்பசை, முகப்பூச்சு தொடங்கி விதவிதமான சந்தைப் பொருட்கள் புதிதாக அறிமுகமாகிக்

கொண்டே இருக்கின்றன. தலைமுடி வளர ஆயுர்வேத எண்ணெய் என விற்பனை செய்யப்படும் முக்கிய எண்ணெயில் மினாக்சிடில் சேர்க்கப்படுவதாக மற்றொரு மருத்துவ நண்பர் கூறினார். ஆயுர்வேதம் எனப் போட்டால் நன்றாக விற்கும் எனும் இந்நிலையை எப்படிப் பார்க்கிறீர்கள்?

இவையெல்லாம் ஆயுர்வேதமே இல்லை. சலூன்களில் ஆயுர்வேதம் என்கிறார்கள். விதவிதமாக வெளிநாட்டவர்களைப் புகைப்படம் எடுத்து ஆயுர்வேத மசாஜ் எனச் சொல்கிறார்கள். வியாபாரத்திற்காக அலங்கார, மாயாஜல வார்த்தைகளைக் கூறி இவை விற்கப்படுகின்றன. இதற்கு மருத்துவ குணம் குறைவு, அலங்கார குணம்தான் அதிகம். பார்ப்பதற்கு நன்றாக இருக்கும். எவ்வளவு சோப்புகள், ஷாம்புக்கள், எண்ணெய்கள்! எந்த வழுக்கைத் தலையிலும் முடி வளரவில்லை. இது எல்லாமே முழுக்க முழுக்க வியாபாரத்திற்காக மட்டுமே தவிர இதனால் ஆயுர்வேதத்திற்கு வளர்ச்சி இல்லை. வாத பித்த கபங்களுக்கு எந்தப் பயனும் இல்லை.

நெடுநேரம் ஆகிவிட்டது. இந்தக் கேள்வியுடன் நிறைவு செய்து கொள்ளலாம் என எண்ணுகிறேன். ஆயுர்வேதத்தின் பல்வேறு அலகுகளைத் தொட்டுச்சென்ற நீண்ட நேர்காணல். நன்றி. இறுதிக் கேள்வியாக, ஒருவர் நான் ஆயுர்வேதம் கற்க விரும்புகிறேன் எனக் கேட்டால் அவருக்கு என்ன பதில் சொல்வீர்கள்?

ஆயுர்வேதம் படிக்காதே என்று சொல்வேன். ஆயுர்வேதத்தைக் கல்லூரியில் நன்றாக சொல்லிக்கொடுக்கக் கூடும். ஆனால் மருத்துவமனைகளில் நோயாளிகள் இல்லை. ஒரு சில மருத்துவமனைகளே வெற்றிகரமாக நடக்கின்றன. பல கல்லூரிகளில் ஈ ஓட்டுகிறார்கள். பெரும்பாலானவர்கள் ஆர்வத்துடன் கற்பதில்லை. விதியே எனக் கடனுக்குக் கல்லூரி வந்து செல்வார்கள். மூலிகைச் செடிகளை அடையாளம் காணும் அறிவு கிட்டுவதில்லை. மருந்து செய்யும் கலை வளர்வதில்லை. பத்து மாணவர்களில் இருவர்தான் வெற்றியடைகிறார்கள். மீதி எட்டுப் பேருக்கும் தோல்விதான். இதனால் அவர்கள் மன உளைச்சலுக்கு ஆளாகிறார்கள். எனவே வேறு ஏதாவது நல்ல படிப்பு படி என்றுதான் சொல்வேன். குடும்பப் பாரம்பரியம் உள்ளது, அதைத் தொடர வேண்டும் என்றால் படி என்று சொல்வேன். அபரிமிதமான உற்சாகம், ஞானம், உழைப்பு உள்ளவர் வந்தால் படி என்று சொல்வேன். ஆயுர்வேதம் படிக்காவிட்டால் ஒன்றும் ஆகிவிடாது, படித்தால் ஒரு சில நன்மைகள் விளையும். இன்றைய காலகட்டத்தில் இது கண்டிப்பாக, இன்றியமையாத ஒரு மருத்துவ சாஸ்திரம் என்று சொல்வதற்கில்லை. நல்ல விஷயங்களில் இதுவும் ஒன்று. அவ்வளவுதான்.

○○○